女性健康呵护完全指南

刘忠华◎主编

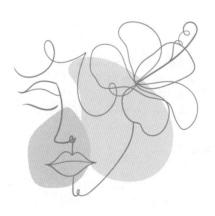

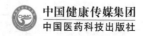
中国健康传媒集团
中国医药科技出版社

内 容 提 要

　　本书针对女性特有的生理、病理和心理等特点，从乳房健康、子宫健康、卵巢和输卵管健康、阴道（外阴）健康、心理健康以及两性健康等方面，全面、详细地介绍了不同年龄女性日常保健和疾病防治的基本知识，旨在帮助广大女性朋友认识健康、拥有健康，保持自信、朝气和美丽。

　　本书适合女性朋友、基层医务人员以及所有关心、爱护女性朋友的读者阅读参考。

图书在版编目（CIP）数据

女性健康呵护完全指南 / 刘忠华主编 . — 北京：中国医药科技出版社，2023.1

ISBN 978-7-5214-3491-0

Ⅰ . ①女…　Ⅱ . ①刘…　Ⅲ . ①女性－保健－指南　Ⅳ . ① R173-62

中国版本图书馆 CIP 数据核字（2022）第 203350 号

美术编辑　陈君杞
版式设计　也　在

出版　**中国健康传媒集团** | 中国医药科技出版社
地址　北京市海淀区文慧园北路甲 22 号
邮编　100082
电话　发行：010-62227427　邮购：010-62236938
网址　www.cmstp.com
规格　880×1230mm $^1/_{32}$
印张　8
字数　186 千字
版次　2023 年 1 月第 1 版
印次　2023 年 1 月第 1 次印刷
印刷　三河市万龙印装有限公司
经销　全国各地新华书店
书号　ISBN 978-7-5214-3491-0
定价　**39.00 元**

获取新书信息、投稿、为图书纠错，请扫码联系我们。

编委会

主　编　刘忠华

副主编　陈良侠　杜军芳　张晓菲

编　者（以姓氏笔画为序）

马　洁　刘忠华　齐　聪

杜军芳　李　晋　李素云

张晓菲　张高辉　陈良侠

前　言

　　随着社会的进步，人们的健康意识越来越强，尤其对身体的相关认知越来越多。但即便如此，还是会有很多女性对自己的身体知之甚少，导致因为一些错误观念或者知识耽误了治疗，对身体和心理都造成了很大伤害。

　　在日常生活中，女性常常会遇到一些健康问题，如青春期如何呵护乳房？乳腺增生需要治疗吗？经期流鼻血是怎么回事？宫外孕是怎么回事？阴道频繁冲洗的危害有哪些？等等。如果女性不了解这方面的正确知识，很有可能因为焦虑和错误的做法影响到自身健康。例如某女性患者盲目相信电视广告上的某某阴道洗液"洗洗更健康"，每天都用其冲洗阴道，后来发现白带越洗越多，结果到医院检查，发现已经患上了阴道炎……这样的案例屡见不鲜。面对生活中这些常见困扰，女性朋友经常感到手足无措，焦虑不堪。

　　本书主要针对女性生理、病理、心理等特点，从健康—疾病—预防三个维度，以常见问题或认识误区为切入点，全面、详细而透彻地解答女性的日常保健、疾病防治和心理调适等多方面的健康问题，纠正一些常见的错误观念，传递正确的科普新知，力图让每一位中国女性更加了解自己的身体，了解自己的健康问题，进而更好地关爱身体、关爱自己。

　　全书内容丰富，语言活泼而不失严谨，兼具专业性、科普性及实用性，适合女性朋友、基层医务人员以及所有关心、爱护女性朋友的读者阅读和参考。

　　限于编写人员的水平，书中难免存在不足之处，敬请读者朋友批评指正。

编　者

2022 年 6 月

目 录

第一章　乳房健康
——自检不可少　特殊时期特别护理

第二章 子宫健康
——预防 HPV 感染 跟痛经说拜拜

第三章　卵巢和输卵管健康
——预防卵巢早衰　输卵管"不堵车"

第四章　阴道（外阴）健康
——拒绝炎症困扰　不做"痒"女人

第五章　心理健康
——给心情放个假　遇见更美好的自己

第六章　两性健康
——了解对方　关爱自己

第一章 乳房健康

——自检不可少 特殊时期
特别护理

1 乳房的正常位置和形态

　　乳房位于胸前，附着于两侧胸壁肌肉和胸大肌筋膜上。乳房的正常位置一般在第 2~6 肋骨之间，内起胸骨旁，外达腋前线，甚至腋中线。乳房内侧 2/3 位于胸大肌表面，外侧 1/3 超过胸大肌腋缘而位于前锯肌表面。乳房的中心为乳头，略向外凸起。成年女性的乳头位于第 4~5 肋间隙与锁骨中线交界处，周围环绕乳晕。

　　乳房是由乳腺组织和脂肪组成的。乳腺组织中间脂肪量的多少与乳房大小和胸部的大小有关。女性乳房外观呈半球状，凸出于胸前两侧，与女性的细腰、细腿和肥大臀部构成了体形的曲线美。这也是乳房的功用之一。

　　女性乳房的形态并不一样，也有美与不美之分。一般来讲，女性乳房的形态可分为圆盘形、半球形、圆锥形、扁平形和下垂形等五种。

圆盘形

　　乳房基底的圆周半径由高而低渐平，形似圆盘状。这种乳房算得上是健美的乳房，有利于显示女性身体曲线美。

半球形

乳房的圆周半径高而均等，且乳房有丰满的组织，形如半球。被美学家推崇的维纳斯女神像，就具有一对这样半球形的乳房。这是一种最理想、最健美的乳房形态，很能突出女性身体的曲线美。

圆锥形

乳房隆起尖长，基底的圆周平面和乳头线呈 90 度角，能形成乳房突出点。这种乳房也算得上健美。

扁平形

乳房基底的圆周半径较低平，使胸部外观平坦，失去正常起伏的曲线轮廓，稍影响女性身体的曲线美。

下垂形

多见于产后的皮下脂肪减少、皮肤松弛、乳腺萎缩加上保养不当的妇女，这种乳房就不美了，但可以通过戴胸罩弥补乳房的不足，如能注意饮食保健，仍可有所改善。

女性乳房的形态与大小因人而异，又随年龄或妊娠而变化。一般年轻未生育过或已生育而未授乳的女性，乳房紧张而有弹性（因其以乳腺组织为主，脂肪组织较少），呈半球形或圆锥状，两侧基本对称，但大小绝非完全相等。产后乳房泌乳时会增大1倍左右。已哺乳的乳房多趋于下垂且面稍扁平。年老妇女乳腺萎缩，体积缩小而松软。

乳头周围为环形色素沉着的乳晕。乳晕的直径3~4厘米。乳晕的中心为乳头，全部输乳管开口于此处。乳晕在幼儿时为蔷薇色，孕妇和产妇的为褐色。乳晕表面有多个散在的小结节，为乳晕腺，有5~12个。晕腺与皮脂腺能分泌脂肪样物质，有保护皮肤的作用。

一个发育成熟的女性，其乳房应呈半球状或圆盘状，紧张而有弹性，双侧大小虽不全相等，但基本对称；乳房中央部分为全部输乳管开口处的乳头；乳晕表面有多个散在的小结节，即乳晕腺。

② 乳房的主要生理功能

一般来说，乳房主要有三大生理功能。

哺乳功能　哺乳是乳房最基本的生理功能。乳房是哺乳动物所特有的哺育后代的器官。乳房随着生长发育及周期性变化为哺乳做好了准备，乳房的结构也是与哺乳需要相适应的。女性排卵后，乳腺就会增大、充血、增生，也就做好了哺乳准备。一旦受孕则乳腺继续增生，并产生更多的乳腺小叶，腺泡也逐渐扩大，并随着妊娠月份增加腺泡继续扩大。乳头和乳晕下的皮肤中，含有很多平滑肌纤维束，可在肌肉收缩时压迫乳腺，帮助乳汁流出。当孩子嘴唇和手指触摸乳头时，肌肉也可反射性地收缩，乳汁泌出，实施哺乳。在产后哺乳期，乳房的腺泡更加增殖肥大，乳腺管也扩大，并开始泌乳。断奶后，乳腺就逐渐萎缩。

第二性征

乳房是女性第二性征的重要标志，是具有女性美感的外露魅力器官，是形成女性形体曲线美的主要特征。一般来讲，乳房在月经初潮之前 2~3 年即已开始发育，是最早出现的第二性征，是女孩子青春期开始的标志。如果拥有一个丰满的乳房，就会因为美感而唤起自身女性意识，产生更多的自信并逐渐培养出良好的心理素质，因此，乳房的美感是形象性、思想性和社会性的统一。

唤起性兴奋功能

乳房是女性重要的性器官，它的神经分布和神经末梢的数量都是很丰富的，与其他的性器官关系也是十分密切的。在男女性活动过程中，刺激乳房对于女性的性唤起和性活动有着十分重要的作用。乳房对女性自身性快感也很重要，通过抚摸乳房能产生自身的性快感，成为唤起女性性兴奋的起步和持续。

乳房是女性性成熟的重要标志，也是分泌乳汁、哺乳后代的器官。乳房对于孩子来说是母性的象征，对男性来说是美与渴望的对象。

③ 影响乳房发育的因素有哪些

乳房的外形大小没有绝对的定值，是因人而异的，其大小基本不影响健康、性生活和今后的哺乳功能。影响乳房发育的因素大致有以下几方面。

较为肥胖的女性，全身各处都分布有较多的脂肪，由于乳房的间质成分主要也是脂肪，所以乳房相对身材苗条消瘦的女孩而言会显稍微大一些。乳房作为人体的一部分，也会与身高有关，高壮的女性和瘦小的女性乳房一般不会等大的。

同人体的其他特征一样，乳房的大小、形状与遗传有很大关系。一般而言，如果女孩的妈妈、姐姐甚至外婆、姨妈的乳房偏大，那么她的乳房往往也会偏大；反过来，如果家族女性的乳房都偏小，那么她的乳房可能也会偏小一些。当然，这不是绝对的，小乳房也可以通过后天营养与锻炼来改善，使其长得大一些。

由于在青春期阶段，人体经历了快速的增长与变化，便格外需要营养的补充，如果想改变与生俱来的身体特征，改善营养条件便是一个好方法。比如说乳房的间质是脂肪，所以脂肪决定着乳房的大小。在乳房发育的时候，多摄入一些蛋白质、动物脂肪等食品，不仅对乳房的长大有益，甚至对整个身体的成长发育都有很大的好处。反之，如果盲目减肥、素食，乳房正常发育可能会受到影响。

体育锻炼

女孩在青春期成长的阶段应该多进行有益的体育锻炼，可使身体气血旺盛和元气充盈，有利于身体各方面的生长发育。常做运动的女孩，因锻炼了胸大肌，会对乳房健美有帮助。

如上所述，影响乳房发育的因素共有四种，前两种是先天的，不易扭转的；但是后两种因素是后天的，可以操作并起重要作用。

④ 乳房发育异常的常见类型

女性乳房发育一般是正常的，但也有少数女性由于种种原因出现了乳房发育异常现象。

—— 乳房发育过早 ——

有的女孩在8岁以前出现乳房持续性发育，叫乳房发育过早。这时要注意有无其他性早熟表现，如来月经及阴毛、腋毛萌生等。如果发现这种情况应该及时就医，查明原因，对症治疗，不可任其发展下去。

—— 乳房发育过晚 ——

有的女孩16岁以后乳房还没有开始发育，仍是原模原样，叫乳房发育过晚。这时要注意有无其他性晚熟现象，如无月经、无阴毛、无腋毛萌出等。如果有这种情况，也要及早就医检查治疗。

小乳房

即乳房偏小，胸部扁平如同男性。此种情况如果外阴发育正常，月经规律，其他发育也都正常，则多为生理性变异，不必过度焦虑，待结婚、妊娠、哺乳时一般乳房可以增大。有一种情况是乳腺发育不受激素影响，即使使用雌激素治疗也不发育。这时不能随便用药，因为长期服用激素往往会引起月经紊乱等副作用。有效的办法是增加饮食，加强胸部肌肉锻炼，经常进行胸部运动，按摩乳房，促进乳腺发育以增强形体的曲线美。

乳房不对称

有的女性一侧乳房因发育充分而显得大一些，另一侧却因发育不良而显得小一些。这主要是较小一侧乳房对激素反应较差的缘故。这种异常用雌激素治疗往往无效，采用按摩的效果较好。有的女性是由于不正确的写字姿势及劳作、运动习惯不当，致使两侧胸大肌及其结缔组织的发育不同，因而影响了左右乳房的对称，只要注意纠正不当姿势就可以改变。乳房不对称常见以下情况：①一侧乳房发育不良，另一侧发育正常；②一侧小乳，另一侧乳房肥大；③一侧乳房肥大，另一侧正常大小；④双侧小乳且又不对称；⑤双侧乳房肥大又不对称；⑥合并严重乳房下垂畸形。

巨大乳房

乳房巨大，可下垂到脐部。这种现象属极少见的病理性肥大，必须用药物或外科手术整形才能取得满意的效果。有此种情况的女性要以合适的胸罩帮助减轻大乳房带来的负担和麻烦，并可控制乳房继续下垂。

多乳头

乳房上除了正常的乳头外，体躯两侧，如腋窝和大腿窝部还有数个对称的小乳头排列于原始乳脊的相应线上，而以腋窝的副线最为明显。它们一般不会充分发育，无须特殊处理即会自然消退。

无乳房

无乳房女性可分为完全无乳房与不完全无乳房。完全无乳房是指乳房和乳头都缺如；不完全无乳房是指乳腺缺如，乳头尚有。无论哪一种，均系先天性乳腺缺如，自然也就没有乳腺的分泌功能，没有乳汁，无法哺乳婴儿。这种乳房异常目前尚无法治疗。倘若月经及其他性征均正常，可以结婚和生育，只是不能哺乳而已，生下的孩子要靠人工喂养。

女性乳房发育异常确实给女性们的健康和生活产生了一定影响，同时还会影响哺乳下一代。因此，女性必须注意乳房的保健，防止发生各种乳房疾病，保障乳房正常发育，一旦患了乳房疾病，要及时积极治疗。

延伸阅读

乳房左右不对称是否正常

虽然多数情形下两侧乳房是对称的，但仔细观察比较后会发现有时也不一定完全一样，这是不是正常呢？

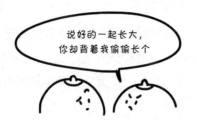

就像人的其他对称性器官，如手、脚、眼睛等，也不是绝对对称一样的，两侧乳房稍有大小、形态的不一致，也是常见的，并无大碍。比如，两侧乳房一侧大一些，另一侧小一些；一侧乳头挺出，而另一侧乳头却稍内陷等。这种情况如果是一直如此，不是新近才发生的，并且从无不适感，那么就是正常现象，大可不必为此不安。

乳房之所以能发育长大主要是靠乳房中一种叫"乳芽"的物质。这种物质对体内雌激素和孕激素很敏感。乳房发育左右不对称通常就是由于对体内雌激素和孕激素敏感性较强的一侧乳芽先发育，且生长较快，从而这侧乳房显得较大；而敏感性较差的一侧乳芽则因发育迟缓、生长较慢而使这侧乳房显得较小。随着发育的成熟，两侧乳房会逐渐趋向对称。所以，如果你是属于青春期乳房不对称，那么只需耐心等待其完全成熟就可以了。而且这对身体健康不会产生影响，所以完全不必为这种现象感到自卑、苦恼，更不必进行手术干预。

成熟后的两侧乳房实际上也常常略有差异，一般右侧大于左侧，但外观难以区分，只有通过仔细测量才能发现。也有少数青年女子呈现明显的差别，有碍美观，这时可通过加强左侧胸肌的锻炼加以矫正。平时有意识地多用左手提、捧重物，不但可健壮左侧胸肌、增大乳房，而且多用左臂，可促进大脑右半球的发育，让人更聪明。另外，还可用右手轻压左侧乳房，循顺时针方向按摩，每日3次，每次30下，亦可起到增大乳房的作用。但是如果两侧乳房呈现明显不对称，则需要及时就医。两侧乳房明显不对称常见的原因有以下几种。

（1）先天因素：在胚胎发育过程中，如果一侧乳房发育异常，那么在青春期乳房发育时，两侧乳房就会明显不对称，发育不良的一侧会明显小于另一侧。一般来说，这种情况不会影响结婚、生育，可以选择在青春期乳房发育完全后，择期行假体植入法隆乳术，使原本扁平的一侧乳房与健侧一样丰满，恢复女性的风采和自信。

（2）后天因素：通常发生于经产妇。在哺乳时，母亲常习惯于某一侧方向怀抱乳儿授乳，使两侧乳房授乳机会不均等，机会多的一侧在断乳后，较另一侧更易萎缩退化而变小。这种情况一般无不适感，也不会影响生活。可进行较小乳房一侧的胸肌锻炼，并可对较小乳房进行按摩，必要时，可外用丰乳药物或器材（应注意对市场上名目繁多的品牌鉴别真伪，慎重选用）。当然，如果在哺乳时，注意两侧乳房交替授乳，机会均等，则可以避免此种情况的发生。

（3）运动因素：两侧乳房明显不对称也与运动习惯、运动姿势、运动量等有关。如有的人在劳动或体育运动中使用一侧手臂较多，同侧胸肌就发达，则可使乳房的外观左右高低不一。

需要注意的是，如果以前两侧乳房是大致对称的，而近期才出现了不对称情况，如一侧乳房增大、一侧乳房皮肤颜色改变或皮肤出现小凹陷、一侧乳头回缩或抬高，有时还伴有疼痛、痒感、乳头出水等症状和体征时，应予以特别重视。这种情况应立即去看医生，进行有关检查，以尽早发现可能的病变。

5 乳头凹陷的常见原因及矫正原则

乳头一向是女性呵护的"焦点"，正常乳头为圆柱状，凸出于乳房平面1.5~2厘米，呈一结节状。如果成年女性乳头内陷入乳晕皮面之下，不凸出于乳晕平面，致局部呈大小口状时，称为乳头内陷或乳头凹陷。乳头凹陷是女性的常见病。衣着过于紧束，特别是女性在乳房发育期内衣过紧；乳罩使用不当；乳罩过小、过紧，使用过早，都是引起乳头凹陷最为常见的原因。此外，乳头凹陷与遗传也有一定关系，临床观察母亲及其母亲一代人中姥姥有乳头凹陷史者，下一代罹患乳头凹陷的可能比正常人要高。女性乳头凹陷的发生率为1%~2%。两侧乳头凹陷程度可不一致，可仅一侧发生。根据乳头凹陷的程度不同，可分为以下几种类型。

（Ⅰ型） 乳头部分凹陷，乳头颈存在，能轻易使内陷乳头挤出。

（Ⅱ型） 乳头全部凹陷在乳晕之中，可挤出乳头，乳头较正常小，多半没有乳头颈部。

（Ⅲ型） 乳头完全埋在乳晕下方，无法使内陷乳头挤出。

乳头凹陷虽然不是什么大病，但会影响夫妻感情交流及生活，而且生育后不便于哺乳，并容易导致局部的炎症、湿疹，严重的可引起乳腺导管扩张症。所以，乳头凹陷应该在青春期及时矫治。乳头凹陷以手术治疗为主。原发性乳头（先天性）凹陷可先行保守治疗，如用吸乳器对乳头进行负压吸引，或手法牵引。程度重者及吸引牵拉无效者，应行手术治疗。继发性乳头凹陷者常为乳腺癌所致，应先明确诊断。炎症、外伤及手术瘢痕所造成的凹陷应行相应病因处理，后期行整形处理。乳头凹陷整形之后应该如何护理？

（1）术后按时口服抗生素，预防感染，保护乳头。

（2）手术后的伤口上会有简单的敷料，按时到医生处进行换药处理。根据医生要求，按时到院调整矫正器上钢丝的松紧。每日清洁手术区，随时保持手术区的清洁干燥，可购买小镊子、小剪刀、消毒棉签、75％乙醇等物品，清理消毒手术区。

（3）手术后应依医生的指示穿着合身柔软宽松的衣物，购买消毒纱布，每日清洁手术区、矫正器之后，放置于矫正器与皮肤衬垫之间，防止皮肤受压、破损。

（4）矫正器放置后，不能擅自取下或调节松紧，术后如有异常，及时与医生联系，到院做相应处理。

⑥ 乳房健康，不同时期女性呵护的重点不同

婴儿期

乳房变化：整个婴幼儿期乳房都处于静止状态。但出生的婴儿因受母体雌激素的影响，可能出生后短期内在乳头下面出现蚕豆大小的硬结，双侧乳腺肿大，有时甚至有少量分泌物溢出。

呵护重点：此时注意别挤、别揉，顺其自然，以免造成感染，可以局部热敷促进吸收。乳房是个受激素影响很大的器官，激素一旦发生变化，它就可能异常，所以当婴儿出生后母体的激素供应突然中断，其乳房就发现有些硬结。大约3周以后，婴儿自己调整好体内激素平衡，乳房自然恢复正常并进入静止期。

青春期

乳房变化：从9~10岁开始，进入青春期后，因卵巢分泌激素的刺激，乳房出现乳核，并慢慢增大，到15岁时基本成型。不过刚开始，乳房因为脂肪细胞含量较

少，所以比较有韧性，有些人可能两乳房大小不同，随着身体的发育，这种差别会自然消失。

呵护重点：这个时期是乳腺纤维瘤的多发期，因为女性激素分泌旺盛，内分泌还不协调，母亲要格外关注女儿的乳房变化，如是否有乳头内陷、是否长了疙瘩，如有异常要及时就医。此外，及时佩戴合适的胸罩是很重要的。穿胸罩太晚会影响乳房形状，太早会妨碍发育，穿戴时间可以依此判断：乳头变得明显、跑动时乳房摇动、乳房轮廓明显。如果上下胸围差大于16厘米，也建议戴胸罩。另外，胸罩不要过紧，戴胸罩一天不要超过12小时，每隔三四个月重测胸围以便更换。胸罩以棉织品为好，不宜太紧或太松，太紧会影响血液供应不利发育，太松则易致乳房下垂。

月经期

乳房变化：乳房在月经前7~10天，受体内雌激素影响充血水肿出现胀痛感，直到月经来潮激素水平下降，乳房逐渐复原，至月经后7~8天回复正常。

呵护重点：由于乳房胀大及疼痛，应换戴比平时尺寸稍大的胸罩，以免乳房受挤压加重疼痛；此时乳房比较敏感，应避免不必要的外伤和挤压；保持精神愉快，不要过于紧张；热敷可促进血液循环、淋巴回流，缓解局部组织的紧张度。

乳房变化：妊娠期乳腺发育的程度是决定乳汁分泌多少的重要因素之一。正常乳房重约 200 克，妊娠后皮下静脉曲张，腺体管腔扩大，乳晕颜色变深，乳房体积增大，妊娠末期乳房可达 400~800 克。

呵护重点：怀孕满 6 个月后可进行乳房按摩，方法是用手托住乳房，自乳房底部开始向乳头方向按摩，同时揉捏乳头以增加韧性。这样有利于产生乳汁，并使输乳管开放，确保乳汁分泌通畅。

乳房变化：产后 2~3 天内，在催乳素的作用下，各乳腺小叶分泌活动增加，交替分泌乳汁，乳房迅速胀大而坚实。随着规律哺乳的建立，乳房会规律地充盈、排空，再充盈、再排空。

呵护重点：产后乳汁容易淤积，造成乳腺小结，甚至急性乳腺炎。每次哺乳前，揉一揉或热敷一下乳房，有助于疏通乳汁通路。哺乳时让婴儿多吸不适的乳房，可以促进乳房疾病的好转。

乳房变化：由于卵巢分泌的激素开始减少，乳房缺乏雌激素的刺激逐渐萎缩，腺体慢慢被脂肪组织代替，乳房体积变小，即使增大也是脂肪在增多。

呵护重点：此时乳房疾病发生率增高，应该定期做专业检查。对突然出现的异常感觉、乳房体积或形态的改变、乳头溢液等情况，应立即就诊。

女性乳房的形态与大小因人而异，又随年龄或妊娠而变化。一般年轻未生育过或已生育而未哺乳的女性，乳房紧张而有弹性（因其以乳腺组织为主，脂肪组织较少），呈半球形或圆锥状，两侧基本对称，但大小绝非完全相等。产后乳房泌乳时会增大 1 倍左右。已哺乳的乳房多趋于下垂且面稍扁平。年老女性乳腺萎缩，体积缩小而松软。乳头周围为环形色素沉着的乳晕。乳晕的直径 3~4 厘米。乳晕的中心为乳头，全部输乳管开口于此处。乳晕在幼儿时为蔷薇色，孕妇和产妇的为褐色。乳晕表面有多个散在的小结节，为乳晕腺，有 5~12 个。乳晕腺与皮脂腺能分泌脂肪样物质，有保护皮肤的作用。

原来如此

一般，发育成熟的女性乳房应呈半球状或圆盘状，紧张而有弹性，双侧大小虽不全相等，但基本对称；乳房中央部分为全部输乳管开口处的乳头；乳晕表面有多个散在的小结节，即乳晕腺。

女孩的乳房发育一般是从乳头开始的。女孩 12 岁以后，由于卵巢雌激素分泌水平迅速提高，身体第二性征开始出现，乳房也就开始隆起。首先是乳头挺起，随后是乳晕的颜色变深、上面出现许多小疙瘩；接着乳头下开始出现隐约的盘状物，用手触摸可以感觉到，同时乳房整体开始凸起，乳圈增大，这是因为乳房内的乳腺开始大量增加的缘故；乳房逐渐呈半圆形，并且变得挺拔。乳房的发育有早有迟，大小与人的胖瘦有关，也与家族遗传特性有关，乳房内容物主要是乳腺、乳管、血管和脂肪。一般少女时期的乳房大多比较小、平，要到22岁后乳房才完全成形，并停止发育。身体胖一些的女孩由于脂肪层厚，乳房会早发育、较丰满并且显得鼓凸。而身体较瘦的女孩，进入中年以后由于哺乳或脂肪增加才会变得丰满。所以，小女孩乳房不够丰满、不够大，不要随意服用雌激素或做隆胸手术，应任其自然发育。

乳房发育慢的主要原因有身体营养不良或过瘦、体内激素水平过低或过分束胸、乳腺有疾病、身体缺乏锻炼、脂肪摄入过少（减肥等原因）等。女孩在关注体形苗条的同时也要照顾到乳房发育的需要，不要过于少食，尤其是肉类等含脂肪丰富的食物，脂肪缺乏会影响女孩身体各方面的发育。激素在乳房的发育中起着重要的作用。雌激素使乳腺管日益增长，黄体酮使乳腺管末端不断分支，形成乳腺小叶。生长激素、肾上腺皮质激素、催乳素以及甲状腺素、甲状旁腺素等都对乳房的充分发育起着重要的作用。当然，乳房的发育还决定于乳腺组织对这些激素的敏感程度，如卵巢的激素分泌不足，或乳腺对雌激素的敏感性较低，都会使乳房发育受阻。此外，精神抑郁、体弱多病等因素也会影响乳房发育。由于乳房受性激素的控制，所以乳房的大小也会随月经的来潮而有所改变，月经来临之前，乳房会略微增大，乳腺内的导管及腺体上的细胞较活跃，使乳房出现胀肿，这就是有些人来月经前感到乳房发硬、发胀的原因，只要月经来潮，这些不适感就会逐渐消退。

乳房的发育要经过一定时间，并且有一定过程。一般认为，女性的乳房发育可以分为下面几个阶段。

10 岁以前，还没有进入青春期，处于静止状态，只有小乳头隆起，与男孩子乳房无任何差异。

10~11 岁，乳房开始发育，先是乳头凸起，继之整个乳房隆起，形成小丘，摸上去有硬结，有时还有隐约胀痛并出现乳晕。

12~13 岁，整个乳房的腺体、乳晕进一步发育，乳晕颜色变深，乳房开始隆起，逐渐丰满，出现女性线条美。

14~15 岁，乳晕区的腺体进一步发育，在膨隆的乳房上凸出，乳房明显高出胸部。

16~17 岁，乳头大而凸出，乳房成熟，线条丰满清晰，乳晕略陷。这时的乳房，为女性的身体美增添了光彩。与此同时，乳房内部结构也发育成熟。青春期前，只有不分叶的乳腺直导管，青春期后，导管开始分叶，结缔组织和脂肪也增多起来，使乳房整个轮廓凸出于胸部。

⑦ 乳房自检的常用方法

女性乳房的自检非常重要。20 岁以上女性，建议每月进行一次乳房自检，检查时间以月经后一周为宜；绝经后女性可于每月第一天进行检查；乳腺癌根治术后的患者，因其对侧乳房发病率较正常人高，建议每月进行一次自检，检查时间可根据月经是否存在决定。

临床上，为检查和叙述方便，通常将乳房划分成5个部分，以乳头为中心，左侧乳房类似钟盘9~12点的范围称为内上象限，12~3

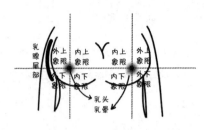

点范围称为外上象限（此区延伸至腋下，延伸部分即为乳腺尾部），3~6点范围为外下象限，6~9点范围为内下象限，乳晕、乳头为中央区。右侧乳房的分区与左侧对称。

常用的乳房自检方法有以下几种。

镜前检查乳房

观察双侧乳房是否对称和有无其他异常，如乳头有无回缩、颜色是否加深、乳头是否有溢液等；再举起双臂观察双侧乳房有无异常变化。

洗浴时检查乳房

手指并起放平，轻轻按内上→内下→外下→外上的顺序检查乳房各部。用右手检查左侧，左手检查右侧，注意有无肿块、硬结或增厚。

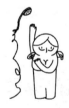

平卧检查乳房

仰卧，肩下垫一扁形的枕头，检查左侧时，左手举过头，使乳房平铺于胸壁上，以右手手指平放在左侧乳房上，由内上→内下→外下→外上的顺序检查有无肿块，并注意乳头有无回缩，乳头是否有溢液；同样，用左手检查右侧。最后检查左右侧腋窝有无淋巴结肿大。

检查时切忌把乳腺组织捏起。

8 乳房自检的最佳时间

到医院就诊的乳房疾病患者中，大多是自检发现异常后去就诊的，由此可见乳房自检的重要性。乳房自检的时间如何选择，这非常重要。一般来说，女性在月经来潮后的第 10 天左右检查乳房是最佳时间，换句话说，月经结束后 1 周之内都是比较好的检查时间。因为此时雌激素对乳腺的影响最小，乳腺处于相对静止状态，乳腺质地柔软，腺体较薄，经前乳腺组织内的轻度水肿已消退，生理性肥厚或"肿块"在此时期也消失，所以在这段时间检查乳房最容易发现病理性现象。如果在月经来潮前检查，乳房受雌激素的影响会胀大、变硬，特别是患乳腺囊性增生的患者，在乳房中有片块或结节样的乳腺组织，并伴有压痛和胀痛。所以，如果选择在这个阶段进行自我检查，很有可能是虚惊一场。同时由于增生的乳腺组织有触痛而影响自我检查的心情，使乳房自我检查难以成为习惯。有的早期非浸润性乳腺癌肿块直径只有 1 厘米，形态和乳腺增生的结果很相似，如果在经前增生期检查就很容易被肿胀的乳腺组织所掩盖，往往不被察觉，从而将病灶遗漏。

绝经后的老年女性，由于体内雌激素减少，乳腺组织受内分泌激素的影响也比较小，可随意选择自检时间，但是必须要有规律可循，以便做到每月检查一次而不至于漏检。最容易记住的时间为每月开始的第一天，所以建议绝经后的老年女性在每月月初进行乳房的自检。

⑨ 乳房自检的手法、范围和顺序

乳房自检是女性朋友最简单、最有效的预防乳房疾病的方法。自检的目的是早期发现乳腺癌等危害女性健康的乳腺疾病，提高乳腺疾病的治愈率。乳房自检的手法、范围和顺序大致如下。

检查手法

正确检查乳房的手法应是手掌平伸，四指并拢，用最敏感的食指、中指、无名指的末端指腹平压在乳腺上，轻轻触摸、滑动或大面积揉按。可以用中指固定，其他两指触按，但切不可以用手抓捏乳房，因为用手抓捏会将肿块与正常腺体混淆，无法做出正确的判断。

检查范围

乳腺的实际分布远远超过乳房隆起的部分，上至锁骨，外上部分可延伸至腋下，上下左右均有很薄的腺体延伸出来，因此检查的范围应包括腋下、锁骨上下以及整个前胸。

检查顺序及重点

检查时，乳房外上象限应当是检查的重点，因为乳腺恶性肿瘤中有60％发生在此区。触摸顺序是由乳房内上象限开始，依次为内下、外下、外上象限和乳晕区，最后触摸腋尾部。

10 乳房自检需要特别了解或关注的事项

很多女性都知道乳房自检的重要性，通过乳房检查可以尽早发现乳房疾病，尤其是对于早期发现乳腺癌有着重要的意义。但是，并不是每一位女性都会正确进行乳房自检。那么，做乳房自检需要特别了解或关注哪些事项呢？

（1）学习乳房的一些基本知识。在进行乳房自检之前，必须要了解一些乳房的基本知识以及自身乳房的基本情况，如果不了解乳房基本知识，即使出现异常也无从知道。

（2）初学者要全面了解自己的乳房。针对初学乳房自我检查的女性朋友，可以选择在1个月内几个不同的时间进行检查，这样就会全面了解自己乳房的硬度、皮肤的肌理等会发生怎样的周期性变化，之后再改为每月一次例行检查即可。

（3）首先要看乳房外形。主要是对镜自我观察双侧乳房是否对称、外形是否异常、皮肤有无炎症样改变及橘皮样水肿等。

（4）重点在于检查。一般情况下，左手检查右乳，右手检查左乳。检查的时候要特别注意检查的手法、范围和顺序，而且要牢记切不可以用手抓捏乳房，因为用手抓捏会将肿块与正常腺体混淆，无法做出正确的判断。

（5）客观对待自我检查的结果。女性朋友在自我检查的时候，通常会有两种情况发生：一种是异常紧张，一种是漠不关心。这两种反应对身体健康都是不好的，异常紧张会引起情绪起伏，漠不关心则有可能会耽误治疗。

（6）发现可疑症状及时就医。在平常自我检查的过程中，如果发现有以下症状，就必须及时到医院就诊。常见的可疑症状包括：乳房的形状和大小发生变化；乳房皮肤有凹陷、糜烂的迹象发生；乳头有血液或其他液体溢出；乳头的形状、位置（如乳头内陷）发生变化；乳房经常疼痛或有不适的感觉；乳房内有明显肿块或任何硬的组织。

11 乳房自检时常遇到的几种可疑症状

女性进行乳腺自检的目的就是为了发现乳房外形是否改变，乳房有无局部隆起、凹陷、红肿或其他改变，乳头有无凹陷溢液，乳房内有无肿块等。在乳房自检的过程中，要特别留意这些方面的变化，但是并非所有这些变化都意味着病态，因此要学会甄别经常遇到的一些可疑症状，使自己在自检的过程中既不会过分紧张，也不会错过早期发现病症的机会。乳房自检时常遇到的可疑症状如下。

疼痛

如果疼痛是周期性的，则很有可能是乳腺增生，只要平日密切关注即可，不必惊慌失措。如果疼痛持续存在，并靠近胸骨，那么极有可能是胸壁的肋软骨发生癌变了。当疼痛出现的同时发现有肿块、乳头凹陷、皮肤橘皮样变等症状时，就需要特别注意了，这可能是乳腺癌的疼痛症状。

肿块

虽然乳腺癌常见的早期症状是肿块，但自检时发现肿块也不要过分担心。如果肿块边界比较清楚、质地柔软、活动度好，很有可能是良性腺瘤，如果肿块随着月经周期的变化而变化，那就是最常见的乳腺增生了。但是当遇到质地较硬，和周围组织有粘连，不疼，而且伴有腋下、锁骨上或颈部淋巴结肿大的情况时，就需要注意了，有可能是乳腺癌的肿块症状。

乳头溢液

如果乳头的分泌物只是浆液性或乳汁性的，很可能是乳腺导管扩张或者是脑部良性垂体瘤。当乳头溢液呈血性，就需要特别注意了，有可能是导管乳头肌瘤或是乳腺癌症状的乳头溢液。

乳腺增生

乳腺增生的发病率非常高，也是女性朋友在自检时经常碰到的问题，发现有乳腺增生时不要紧张，因为乳腺增生并不等于癌前期，但也不可麻痹大意，仍应坚持经常自检。如果有囊性增生、肿块或者结节，有可能会发展成乳腺癌。

12 青春期如何呵护乳房

女性进入青春期后，乳房开始发育，从先有一个乳核开始，慢慢发育增大，乳头凸出，同时月经来潮。女性青春期的乳房在不断发生变化，所以不但对其应有足够的认识与了解，而且要学会呵护乳房。

（1）在内衣穿着上，不要穿过紧、过窄小的衣服，或佩戴过小的胸罩，否则将因长期压迫乳头而使乳头回缩。

（2）经常用温水清洁乳头，可防止乳头感染、皲裂、糜烂。

（3）女性青年发育良好的乳房基本定型后，应及时选配适合的乳罩，防止在生活、劳动、运动中，乳房因震荡而不适、损伤或下垂。但年龄过小者不宜佩戴胸罩。

（4）克服因乳房发育而产生的不良心理焦虑。有的女孩乳房发育有轻微触痛，甚至挤压时有少量分泌物，不要出于好奇心而去挤压，或出于惧怕心理而常去触摸它。有些女孩当自己乳房发育隆起时，害怕别人议论，而把胸部捆束起来，影响发育，造成不良后果。

（5）青春期女性激素分泌旺盛，内分泌还不协调，所以是乳腺纤维瘤的多发期，因此要格外关注乳房的变化，如是否有乳头内陷、是否长了疙瘩等，如有异常要及时就医，不要害羞。

延伸阅读

乳房的保护神——胸罩

胸罩的选择

胸罩的种类很多，由于体形和乳房的大小各不相同，故必须选择合适的胸罩。选购胸罩前，需要测量两个尺寸，一个是底胸围（乳房根部的紧身胸围），也就是最小胸围；再一个是顶胸围（乳房最高处两侧乳头的紧身胸围），也就是最大胸围，最大胸围减去最

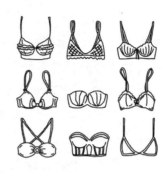

小胸围即胸围差。根据胸围差由小到大有不同型号，分别为 A、B、C、D 型，也称为 A、B、C、D 罩杯，通常，各罩杯的尺寸是：A 杯是 9~11 厘米，B 杯是 11.5~13.5 厘米，C 杯是 14~16 厘米，D 杯是 16~18 厘米。因此挑选胸罩时根据底胸围作为胸罩基本规格，而胸围差作为型号的依据。比如底胸围同样为 80 的女性，乳房小的适合 80A，乳房较丰满的则用 80B 或 80C。最好在最初选购时试穿一下是否与自己乳房高度相适应，胸罩顶端是否够大、不压迫乳头，胸罩背带应当可调节长短，胸罩的底端应当有楹紧，既能起到上托作用，也不会妨碍呼吸。

在青春发育期或妊娠期，女性则要随时调整所穿胸罩的号码。如果乳房过于肥大或下垂，一般胸罩不合适时，建议到专卖胸罩的商店定做，千万不要随便使用不合适的胸罩。

胸罩的佩戴

正确穿戴胸罩需要注意以下几点：①手臂穿过肩带挂在双肩上，向前倾斜 45 度，再扣后背钩；②挺

胸，将乳房自然、圆满地纳入杯中，并托高胸部，调节好肩带，将丰满的胸部集中在杯中，更趋完美；③胸罩边带的位置正好在肩胛骨的下方，如果胸罩边带有皱纹，就要将这些皱纹往后拉；④双手高举、放下，反复数次，胸罩在原位稳定，便可确认合身。

需要注意的是，胸罩一般不能戴太久，一天最好不要超过10小时。每天戴胸罩的时间超过12小时会大大增加乳腺癌发病率。胸罩面料选择透气性好、对皮肤摩擦小、清洗后不易变形的面料。睡觉时摘下胸罩，以免影响血液循环。

很多女性对内衣学其实都是似懂非懂，经常穿错了胸罩的码数还不自知。常见的几种因胸罩佩戴不正确而发生的情况如下。

第一，肩带老是滑落。

出现这种情况的原因主要有三个：一是胸罩过小，胸罩上移后肩带就容易发生滑落；二是选错肩带类型，人的肩型各有不同，有宽肩、窄肩、平肩、削肩等，不同的肩型应选择不同肩带类型的胸罩，比如削肩的人就要选择内收型设计，这样肩带才不容易往下滑；三是胸罩肩带太窄、太松，要知道，胸部的提升绝大部分是靠肩带的，所以肩带越宽，拉力越强的越好，太细的肩带纯粹是装饰用，起到的拉升力微不足道。

第二，胸杯常常上移。

这种情况很常见，在公众场合经常会看见女性在不自觉地往下扯胸罩。这通常都是由于胸罩底边太松了，或者是胸罩的尺寸筛选失误，胸杯过浅，只能像个盘子一样浮在胸部上。这样当你一抬手的时候，胸罩自然也就随着上去了。

第三，胸部有压痕。

胸罩一解开，胸部上明显有道钢圈的印记，这就说明胸罩的罩杯选择得过小了。要知道，钢圈就像个框架一样，本应该是适合胸部轮廓然后给它一个承托力的，但如果过小压在胸部，就会像切豆腐一样把原属于胸部的脂肪给切了出去，乳房就会越变越小了。乳房70%的成分是脂肪，脂肪减少，胸部自然也就缩小了。

第四，罩杯上沿太空荡或太压胸。

空荡说明罩杯太大，压胸说明罩杯太小，都是没有选择合适的尺寸。

第五，背部有勒痕。

这个也是非常直观的问题，通常说明底边太紧了，需要选大一些的尺寸，或者是底边太窄了，容易勒进去，造成勒痕。要尽量改穿那些背带加宽的胸罩，一是增加支撑力和固定性，二是可以分散和均衡脂肪。

⑬ 缓解经期乳房胀痛的常用方法

月经前，激素水平的迅速改变会使你的胸部感到胀痛和敏感，这时，除了减少剧烈运动、远离辛辣、刺激、生冷食品外，还要对乳房做好保健。

揉、捏、拿法

以右手五指着力，抓起患侧乳房部，施以揉、捏手法，一抓一松，反复 10~15 次，然后轻轻将乳头揪动数次，以扩张乳头部的乳腺管。

荡法

以右手小鱼际部着力，从乳房肿结处，沿乳根向乳头方向做高速震荡推赶，反复 3~5 遍。局部出现微热感时，效果更佳。

抚法

取坐位或仰卧位，充分暴露胸部。先在乳房上撒些滑石粉或涂上少许石蜡油，然后双手全掌由乳房四周沿乳腺管轻轻向乳头方向推抚 50~100 次。

如果月经期间发现乳房有肿块，可以在月经干净后的第 3 天再仔细地检查一下，倘若发现肿块消失了，那么就可以放心了。如果发现肿块还是存在，就应该尽快去医院进行检查。

原来如此

由于受到卵巢所分泌激素的刺激，乳房也会随月经周期有周期性反应，多数女性在月经前期乳房因充血水肿出现痛胀感，后期即自行消失。这种疼痛一般不需治疗。

为减轻经期乳房胀痛，月经期乳房呵护重点包括以下几个方面。

◆ 由于乳房胀大及疼痛，应换戴比平时尺寸稍大的乳罩，以免乳房受挤压加重疼痛。

◆ 此时乳房比较敏感，应避免不必要的外伤和挤压。

◆ 保持精神愉快，不要过于紧张。

◆ 如果乳房胀痛明显的话可进行热敷，因为热敷可促进血液循环及淋巴回流，缓解局部组织的紧张度，有利于炎症消失。

14 孕期乳房保健的 5 个细节

孕期的女性乳房增大明显，乳头相对也增大，乳晕扩大，乳头、乳晕着色加深，表皮增厚，乳晕腺分泌旺盛。孕期的乳房更加脆弱，更需要精心护理，那么孕期乳房护理应注意哪些细节呢？

（1）及时更换文胸是孕期乳房保健细节之一。孕期乳房最突出的变化之一就是体积不断增大，如 3 个月时多数乳房可比孕前增加 2/3 个罩杯，到分娩时胸部大致会晋升 2~3 个罩杯，尺寸可增加 15~20 厘米。所以准妈妈应从孕 4 周起着手对文胸"推陈出新"，到孕7个月时最好换用哺乳文胸，分娩后不妨换成塑身专用文胸，可有效托高乳房，防止下垂。

（2）积极应对乳房疼痛是孕期乳房保健细节之二。孕期激素水平上升，导致脂肪层增厚，乳腺血液充盈，腺管扩张，乳房因而变得更加敏感，并出现不同程度的胀痛。这是孕妇身体为日后喂养宝宝做准备的一种暂时性生理现象，进入孕中期后大多逐渐减轻甚至消失，不必过分担忧。可以及时换穿宽松内衣和文胸，如孕妇专用内衣，可减轻对乳房的压迫。还可用热敷、按摩来缓解痛感。如果乳房出现红肿热痛、乳头皲裂、乳头有血丝性分泌物及皮肤溃疡等异常症状，要及时看医生，提防急性乳腺炎甚至乳腺癌偷袭。虽说这两种情况很少见，但也不是完全不会发生，不能掉以轻心。

（3）呵护乳头落到实处是孕期乳房保健细节之三。乳头既是乳房的门户，又是日后喂奶的"工具"，务必悉心护理。首先，清洗有技巧。孕期由于皮脂腺分泌旺盛，加上孕4个月后乳腺可能分泌少量乳汁，所以很容易在乳头上凝固结痂。这时千万不可强行清除，否则会损伤乳头。宜先用植物油（麻油、花生油或豆油）涂敷，使之变软后再用温水清洗，或者入睡前在乳头上覆盖一块涂满油脂的纱布，翌日晨起后再把硬痂擦掉。孕期四五个月后，常用干燥柔软的小毛巾轻柔地擦拭乳头皮肤，增加乳头表皮的坚韧性，使其趋于结实耐磨，经得起日后宝宝吸吮，否则，可能被宝宝吸破乳头皮肤，引起感染而影响乳汁分泌，给喂养带来麻烦。其次，及时矫正乳头内陷。部分女性乳头内陷，日后宝宝含不住，无法吸乳，容易造成哺育困难，所以应及早给予矫正。另外，防止乳头扁平。乳头扁平虽不至于像乳头凹陷那样影响哺乳，但比一般的乳头显得短一些、平一些，小宝宝不容易吸住。防范的办法是及时更新内衣，选穿合身且留有乳头空间的文胸，避免压迫乳房而妨碍乳头的正常发育。

（4）科学按摩是孕期乳房保健细节之四。按摩乳房有助于乳房血流畅通，刺激乳腺发育，并且还能减轻乳房胀痛等不适感。常用手法有两种：一种是手掌法，即用手掌侧面轻按乳房（露出乳头），并围绕乳房均匀按摩，每天沐浴后或睡觉前做 2~3 分钟；另一种是手指法，将手指涂上爽身粉，用指腹或从乳房四周由内向外轻柔按摩，或在乳房周围以画圈方式轻柔按摩。

（5）睡眠时宜侧卧或仰卧是孕期乳房保健细节之五。俯卧容易挤压乳房，导致血液循环不畅，妨碍促使乳腺发育的激素运送，累及乳腺发育，所以要尽量避免。

延伸阅读

孕期乳房会发生哪些变化

准确地说，自受孕的那一刻起，在体内荷尔蒙的驱动下，乳房就拉开了"变脸"的序幕。随着孕期的进展，乳房的"变脸"越来越显著，大致规律如下。

时间轴式框图

⊙ 孕 1 个月左右 伴随着嗜酸、晨吐等害喜症状的"闪亮登场"，乳房也开始了它的"七十二变"，如日趋丰满、沉重、触痛、有刺痛感，乳晕因色素沉积而加深，流向乳房的血液量增加，皮下有淡蓝色的静脉血管显影。

孕2个月左右　乳房明显膨胀、柔软，乳房上冒出一粒粒因乳腺肥大而引起的突起物，皮肤下静脉血管明显，乳头增大且突出。

孕3个月左右　乳房进一步增大，除了些许疼痛感外，还可能摸到乳腺因快速发育而形成的肿块。另外，乳房皮肤下一条条小血管突出，像要爆出来一样，状如蚯蚓，医学上称为静脉曲张。

孕4个月左右　压挤乳头可能有黏稠淡黄的乳汁溢出。

孕5~6个月　随着乳房的胀大，左、右乳头之间的距离逐渐拉开，双乳开始向腋下扩展并下垂，乳房周围的皮肤缺乏弹性和张力，双乳的外侧还有可能出现少量的妊娠纹。乳晕更深、更黑，皮肤下静脉曲张程度加重。

孕7~9个月　血液中的雌激素浓度超过孕前20倍以上，乳腺发育达到顶峰，肿胀感加重，轻按乳头也能流出乳汁，整个乳房重量相当于孕前的2~3倍。

⑮ 哺乳期对乳房的特殊呵护

哺乳期是女性一生中特殊而重要的时期，做好哺乳期乳房保健，对女性及婴儿都有好处。哺乳期乳房保健既要保护乳房组织的健康，还要保证乳房泌乳通畅，所以哺乳期女性应特别注意以下几点。

（1）哺乳期女性应保证充足的营养，以满足母婴二人的生理需要，否则，一方面可能造成少乳、缺乳，从而影响婴儿的生长发育，另一方面也可能使体内的脂肪消耗过多，形体消瘦，日后易造成乳房萎缩。在这里，要特别提醒那些追求形体美而故意节食的女性，为了宝宝和自身以后的形体美，哺乳期千万要保证充足的营养。

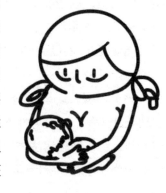

（2）哺乳期女性应保持良好的精神状态，心情愉快，生活规律，睡眠充足，避免因各种精神刺激及不良情绪的影响，使乳汁分泌及排泄不畅。

（3）哺乳时注意卫生保健。哺乳期女性应避免接触苯、铅、汞、有机磷等有毒物质及X线、同位素等各种放射性物质，慎用或不用各种药物。

（4）要做好乳头护理。哺乳期间由于婴儿的吸吮，乳头被乳汁浸渍，加之内衣的摩擦，容易引起乳头皲裂、破损或发生湿疹等情况。如果乳头破损，可用吸奶器吸出乳汁放到奶瓶中喂食，或用钟形吸奶器置乳晕上，让婴儿间接吸吮，以使破裂的乳头易于愈合。

（5）佩戴合适的乳罩。哺乳期乳房丰厚饱满，乳房自身的重量骤增，合适的乳罩可托起乳房，减少乳房韧带的过度拉伸，防止乳房下垂；哺乳期乳头常有乳汁溢出，应选用宽松、质地柔软、吸水性能好的乳罩，避免乳头与硬物摩擦造成损伤。乳罩不宜与其他衣服一起清洗，以免沾上纤维、尘粒，造成乳腺管堵塞；使用前要掸去乳罩内的毛羽物及灰尘。有调查发现，许多哺乳期妇女的乳腺管中能挤出棉纺织纤维或化纤的尘粒等物质，这些细小的纤维尘粒可引起乳管堵塞，导致乳汁分泌和排泄的困难，也可引起乳头瘙痒、湿疹等过敏性症状，还可能使婴儿吸入后产生过敏性疾患，因此哺乳期乳罩内要垫几层纱布以吸去尘粒。

（6）积极预防乳腺炎。哺乳期，若乳房护理不当，容易引起乳汁淤积，诱发急性乳腺炎。若出现乳汁排出不畅，要及时处理，用按摩乳房法排出淤积的乳汁。方法如下：先给乳房热敷5分钟左右，然后用手指轻搓乳头，并轻轻向外牵引，反复操作2~3分钟，待乳头稍软后，一手托起乳房，另一手用手掌从乳房四周向乳头按摩，手法宜轻，按摩过程中排出的乳汁可作为润滑剂，以免损伤皮肤。

（7）坚持适度做俯卧撑等扩胸运动，促使胸肌发达有力，增强对乳房的支撑作用。

延伸阅读

如何做到"哺而不垂"

哺乳是乳房的"本能"。母乳喂养不仅仅能为小宝宝提供重要的营养，保护小宝宝不受疾病的侵袭，而且对于母亲自己也是受益无穷的，所以，坚持母乳喂养是非常重要的。但是很多女性因为担心母乳喂养会导致乳房下垂，影响女性的线条美而不愿意进行母乳喂养。怎样才能做到"哺而不垂"呢？

（1）孕期多食富含蛋白质的食物，特别是水产品，以及水果、蔬菜等。

（2）孕期和哺乳期应佩戴宽松胸罩，切忌过紧，以免压迫胸部。

（3）平躺时解开胸罩，每日可用温水清洗、按摩乳房，以促进血液循环。

（4）提倡母乳喂养，切忌"回奶"。因为快速"回奶"，极易引起乳房松弛和下垂。

（5）断奶应循序渐进，有一个逐渐的母乳和人工喂养结合的替代过渡阶段。

（6）每日有节律地定期哺乳，哺乳时间不宜太长。这样，既有利于婴儿吮吸有营养的乳汁，也有利于乳房保持良好的形状。

（7）切忌让婴儿含着乳头止哭、入睡，过长时间的空吮或吮吸较低浓度乳汁，易造成乳房松弛。

（8）如果在孩子断奶后出现乳房萎缩、下垂等情况，可通过健胸体操等手段，使乳房恢复。如果超过半年乳房仍旧下垂，可以考虑做隆乳术。

16 哺乳期突发急性乳腺炎的应对方法

哺乳期急性乳腺炎的主要原因是乳汁积聚引发感染，主要症状为体温升高伴乳腺局部红、肿、热、痛。如果不及时处理和治疗哺乳期急性乳腺炎，产妇的乳房就可能化脓，内部组织也会受到损坏，严重的还会发生乳瘘。如果发现患有哺乳期急性乳腺炎应积极采取如下治疗方法。

（1）局部热敷，这种方法可以促进乳汁通畅排出；若局部肿胀明显者可用 25% 的硫酸镁湿热敷。同时患者在每 3~4 小时沿乳根至乳头方向按摩 8~10 分钟，并尽量挤净乳汁或辅以吸乳器吸出。

（2）早期急性乳腺炎症状轻微者可不停止哺乳。

（3）哺乳期急性乳腺炎治疗对于病程在 6~10 天以上的慢性乳腺炎，可加用静滴青霉素类药物全身抗炎治疗，多在 1~2 周内治愈。

（4）哺乳期急性乳腺炎形成脓肿者行手术切开排脓，引流后均在 2 周内治愈。

另外，急性乳腺炎的预防较治疗更为重要。哺乳期更容易患急性乳腺炎，尤其是在产后 3~4 周，是急性乳腺炎的高发期，这时候要引起足够的重视才行。避免乳汁淤积，防止乳头损伤，并保持乳头清洁是预防哺乳期急性乳腺炎的关键。如果有乳头内陷者，应将乳头轻轻挤出后清洗干净；养成定时哺乳的习惯；每次哺乳时尽量让宝宝吸空乳汁，不能吸净时可用按摩挤出或用吸乳器吸出；如果乳头已有破损或皲裂时，应暂停哺乳，用吸乳器吸出乳汁，待伤口愈合后再行哺乳。

⑰ 断奶后要不要排残奶

断奶以后是不需要排残奶的，乳汁在乳房当中是循环的。断奶刚开始的时候会出现乳胀，是由于泌乳的原因引起的，随着时间的延长，体内就会把这些乳汁吸收掉，并且这些乳汁可以进入血液循环。所以这些乳汁是不需要排出来的。

乳汁是身体的一部分

乳汁就像血液和唾液一样，是身体消费出来的结果。就算断奶了，身体不再分泌乳汁了，乳腺管里残留的乳汁也会随着时间被身体逐步地吸收。就像唾液和血液在体内永远不会变质、不会腐坏一样，乳汁也不会对身体构成任何的伤害。

乳汁越排越多

乳汁多半是因为刺激乳腺后产生的，因此排乳汁也存在着同样的情况，在排乳汁的同时会对乳房进行刺激，所以会出现乳汁越排越多的现象。正确的方法应该是断奶后就不要再次刺激乳房，乳房就会慢慢地回奶，残余的乳汁会慢慢被身体吸收。因此断奶后没必要找通乳师排空多余的乳汁，花钱且达不到效果。

科学断奶

方法对了才能达到彻底断奶的目的。让宝宝减少吸奶的次数，尽量不刺激乳房，让乳房顺其自然终止产奶，这样就能逐渐恢复到哺乳前的状态。断奶是需要时间的，不能心急，凡事都有一个过程。科学地断奶是不会对身体有任何不良反应，也不会产生不良影响。

18 绝经前后对乳房的特别关注

绝经前后激素水平的较大变化必然带来乳房的相应变化，区别哪些是正常的生理变化、哪些是可能的病理改变就显得至关重要了。一般来讲，对突然出现的明显异常的感觉，或乳房体积、形态的改变，或乳头有分泌物等情况，应给予高度重视。特别是已绝经数年的老年女性，乳房已"平静"多时，突然又出现了新的改变（哪怕是极轻微的），应立即到正规医疗机构就诊，千万不可麻痹大意。应坚持每月一次的乳房自我检查，每年一次到专科医生处进行体检，随时注意乳房的细小变化，发现问题，立即检查治疗。另外，需提示注意的是，老年妇女应慎重服用激素更换剂，如需服用必须在医生的指导下进行。

19 乳房保养的 8 个禁区

现代女性越来越注重乳房的保健、养护及美化。女性健美的重要标志之一，就在于健美的乳房耸起所形成的外部体形曲线美。不少女性缺乏乳房护理知识，结果不仅没有科学地加以呵护，反而刺激、伤害了它，造成不良后果。这里，简单介绍一下乳房保养的 8 个禁区。

———— 禁区 1：忌受强力挤压 ————

这一点要特别注意。乳房受外力挤压有两大后果：一是乳房内部软组织易受到挫伤，或使内部引起增生等；二是受外力挤压后，较易改变外部形状，使上耸的双乳下塌、下垂等。避免用力挤压乳房应注意两点。

（1）睡姿要正确。女性的睡姿以仰卧为佳，尽量不要长期向一个方向侧卧，这样不仅易挤压乳房，也容易引起双侧乳房发育不平衡。

（2）夫妻同房时，应尽量避免男方用力挤压乳房，否则会形成内部疾病。

禁区2：忌佩戴乳罩不合适

切忌佩戴不合适的乳罩，或干脆不佩戴乳罩。选择合适的乳罩是保护双乳的必要措施，切不可掉以轻心。要选择型号适中的乳罩，应做到以下四点。

（1）佩戴乳罩不可有压抑感，即乳罩不可太小，应该选择能覆盖住乳房所有外沿的型号为宜。

（2）乳罩的肩带不宜太松或太紧，其材料应是有弹性的松紧带。

（3）乳罩凸出部分间距适中，不可距离过远或过近。

（4）乳罩的材料最好是纯棉的，不宜选用化纤织物。

有些少女常常不佩戴乳罩，认为乳房未长成，故不必戴乳罩。其实她们想错了，若长期不戴乳罩，不仅乳房易下垂，而且也容易受到外部损伤。只要乳罩佩戴合适，就不会影响乳房的发育，有利无害。

禁区3：洗浴不得法

洗浴时忌用过冷或过热的水刺激乳房。乳房周围微血管密布，受过热或过冷的水刺激都是极为不利的。如果选择坐浴或盆浴，切记不可在过热或过冷的水中长期浸泡。否则，会使乳房软组织松弛，也会引起皮肤干燥。

禁区 4：忌乳头、乳晕部位不清洁

女性乳房的清洁十分重要，长时间不洁净会引起麻烦，如出现炎症或造成皮肤病。因此，必须经常清洁乳房。

禁区 5：过度节食

饮食可控制身体脂肪的增减，营养丰富并含有足量动物脂肪和蛋白质的食品，可使身体各部分储存丰富的脂肪。乳房内部组织大部分是脂肪。乳房内脂肪的含量增加了，乳房才能得到正常发育。有些女性一味地追求苗条，不顾一切地节食，甚至天天都以素食为主，这会让乳房发育不健全，干瘪无形。

禁区 6：不锻炼

适当做些丰乳操和轻度按摩可使乳房丰满，切忌不锻炼。做丰乳操是实施乳房锻炼的措施之一，这对于乳房组织已基本健全的女性是十分重要的。实际上锻炼的本身并不能使乳房增大，因为乳房内并无肌肉。锻炼的目的是使乳房下胸肌增长，胸肌的增大会使乳房更加突出，看起来乳房就坚挺得多。

禁区 7：少女用激素类药物丰乳

少女正处在生长发育的旺盛时期，卵巢本身分泌的雌激素量比较多，如果选用雌激素药物，虽然可以促使乳房发育，但却埋下了隐患。女性体内如果雌激素水平持续过高，可能使乳腺、阴道、宫颈、子宫体、卵巢等患肿瘤的可能性增大。常用的雌激素有苯甲酸雌二醇、己烯雌酚等。滥用这些药物，不但易引起恶心、呕吐、厌食，还可导致子宫出血、子宫肥大、月经紊乱及肝、肾功能损害等危害。

~~~~~~~~~~~ 禁区8：长期使用"丰乳膏" ~~~~~~~~~~~

健美乳房常用的丰乳膏一般都含有雌性激素物质，涂抹在皮肤上可被皮肤慢慢地吸收，进而使乳房丰满、增大。短期使用一般没有什么大的弊病。但长期使用或滥用，或者频繁换用不同类的丰乳膏可能带来以下不良后果。

（1）会引起月经不调，色素沉着。

（2）会产生皮肤萎缩、变薄现象。

（3）使肝脏酶系统紊乱，胆汁酸合成减少，易形成胆固醇结石。因此，一定要慎用丰乳膏，切忌长期使用。

⑳ 乳腺炎的常见症状以及发生原因

引发女性乳腺炎的原因并不只有一种。所以，女性患了乳腺炎应该认真查找原因并采取相应的治疗措施。女性乳腺炎通常有急性瘀滞型乳腺炎和化脓型乳腺炎两种。前者是由于女性分娩之后2~3天，乳汁的分泌旺盛起来。但此时如果乳腺管没有完全张开，使乳汁积存在乳腺内，乳腺组织的周围就会淤血，渐渐地乳汁的排出就困难了。这就是急性瘀滞型乳腺炎。此炎症的症状是乳房发肿、有硬块及有烧痛感。

急性化脓型乳腺炎是由于乳腺受到细菌感染化脓而引起的炎症，通常最容易在授乳期发生，而且是已经有过生产经验的女性居多。乳头破损或皲裂，细菌沿淋巴管入侵是其感染的主要途径。细菌也可直接侵入乳管，上行至腺小叶而致感染。多数发生于初产妇。也可发生于断奶时，因6个月以后的婴儿已长牙，容易导致乳头损伤。致病菌主要为金黄色葡萄球菌。临床表现为乳房疼痛、局部红肿、发热。随着炎症发生，可有寒战、高热、脉搏加快，常有患侧淋巴结肿大、压痛，白细胞计数明显增高等现象。局部表现可有个体差异。一般起初呈蜂窝织炎样表现，数天后可形成脓肿，脓肿可以是单房或多房性。脓肿可向外溃破，深部脓肿还可穿至乳房与胸肌间的疏松组织中，形成乳房后脓肿。感染严重者，可并发脓毒症。

延伸阅读

不同时期女性都可能患乳腺炎吗

乳腺炎是发生在女性乳房最常见的一种疾病，而引起这种疾病的原因非常多，这种疾病可以发生在女性的任何年龄阶段，而最容易患上这种疾病的还是哺乳期女性，另外青春期、妊娠期女性也容易患上乳腺炎。女性在这3个时期要注意这种疾病，提早预防，如果出现症状要及时治疗。

青春期

女性青春期是内分泌功能发育的旺盛时期，乳房受雌激素的影响，乳腺管增生，乳房更加丰满，乳头增大。该时期乳房易发生非细菌性炎症。处于青春期的女孩往往对乳房的生长发育不了解，觉得羞涩，有些女性甚至用束身的内衣把胸部束起来，这是很危险的。青春期女性应提前做好对于性的认识，明白自身一些生长发育的正常现象；要穿戴合适的乳罩，以防影响乳房发育。

妊娠期

这是众所周知的一个乳腺炎高发期。妊娠4个月时，乳头、乳晕的皮脂有少许分泌物溢出，分泌物堆积易造成细菌的繁殖并可刺激皮肤，因此应常用温水擦洗。乳腺炎的防治应该从孕期就开始，孕妇可以通过一系列方法来预防乳腺炎。妊娠后期，常用温水清洁乳头；乳头内陷者，洗后轻柔按摩提拉。

哺乳期

哺乳期也是女性乳腺炎发病的高发期，尤其是初产妇更容易患乳腺炎。婴儿的吸吮容易造成乳头破损，而乳头破损后就很容易引起细菌的感染。该时期女性要注意乳头清洁，避免当风露胸喂乳。按时哺乳，每次喂乳应将乳汁吸空，防止乳汁淤积。注意婴儿口腔清洁，及时治疗婴儿口腔炎症，不可让婴儿含着乳头睡觉。乳头破损应及早治疗，乳腺炎初期及时就医。若炎症明显时应停止哺乳，但仍须将乳汁吸出。

另外，肥胖女性更易患乳腺炎，女性过于肥胖会影响子宫和卵巢的健康，并且也会影响乳房健康。女性需要维持健康的体重，避免身体过度肥胖，控制脂肪和热量的摄入，平时加强锻炼，并且要做好乳房的保养工作，多吃绿叶蔬菜，少吃油腻食物。

女性平时要正确清洗乳头和乳晕，避免感染致病菌，养成良好的卫生习惯，选择舒适宽松的内衣，不要穿太紧的乳罩，否则会对乳房造成损伤，也易患上乳腺炎。

21 乳腺增生需要治疗吗

乳腺增生是指乳腺上皮和纤维组织增生，乳腺组织导管和乳小叶在结构上的退行性病变及进行性结缔组织的生长，其发病原因主要是由于内分泌激素失调。乳腺增生症是女性最常见的乳房疾病，其发病率占乳腺疾病的首位。近些年来，该病发病率呈逐年上升的趋势，年龄也越来越低龄化。据调查，70%~80% 的女性都有不同程度的乳腺增生，多见于 25~45 岁的女性。

在青春期或青年女性中，经前有乳房胀痛、有时疼痛会波及肩背部，经后乳房疼痛逐渐自行缓解，仅能触到乳腺有些增厚，无明显结节，这些是生理性改变，属于生理性的增生。乳腺增生属于生理性的现象，多数患者无需治疗，只有乳腺增生严重影响正常生活、工作，可能需要处理。因为乳腺增生随着卵巢月经的周期性变化而有周期性的改变，每月卵巢会产生雌激素、孕激素周期性变化，周期变化导致乳腺的导管、小叶、上皮细胞在不断变化，水肿、增生、萎缩，周期改变，所以疼痛、胀痛，然后再缓解，是生理性的表现。患者无需担心，但应到医院做相应的检查确诊，如超声波检查。如果是轻度的乳腺增生，大家不要紧张，注意调整自己的情绪，尽量控制自己，不要乱发脾气，就可以起到很好的作用，注意定期复查就行。如果是中、重度的乳腺增生就必须治疗，疼得比较厉害，情绪紧张就更容易出现乳房胀痛，还是要尽快治疗，减轻不适感。

22 正确对待和鉴别乳房肿块

女性乳房肿块的性质与年龄有着密切关系。一般来说，20~30岁的年轻女性常易患乳房纤维腺瘤，这是良性肿块。良性肿瘤表面光滑，活动性好，手术摘除就可以解决问题。而40~60岁的女性则容易患乳腺癌，它是女性常见的恶性肿瘤，早期往往没有什么特殊症状，只在乳房里长出一个不痛不痒、质地较硬、表面不光滑的小肿块，边界不清楚，活动性差。随着肿瘤的发展，肿块可与皮肤粘连使乳房皮肤凹陷、乳头下陷。到了晚期，癌细胞侵入胸壁使整个乳房不能移动，如果再扩散到肺、肝等内脏器官，那就非常严重了。对于乳房肿块，女性应引起足够的重视，如果属于恶性肿瘤，应尽早去医院诊治。

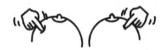

正常－软　乳房肿块－硬

23 早期乳腺癌的临床表现

乳腺癌对女性健康危害极大。女性应更多地了解早期乳腺癌的临床表现，经常对乳房进行自我检查，密切注意乳房的一些细微变化。早期乳腺癌主要有以下几种临床表现。

乳晕区湿疹样病变

乳头周围皮肤颜色较深的区域称为乳晕，乳腺癌早期常出现乳晕区湿疹样病变或糜烂、破溃、经久不愈等症状。

乳头溢液

乳腺癌会破坏正常的乳腺组织，导致乳头自动溢出血性或黄色的黏液样分泌物，因此生活中应密切注意自己的内衣，是否有溢液的痕迹。如果在挤压乳头时出现血性或黄色的黏液样分泌物时，应该引起高度重视。

乳头异常

乳房自我检查时如发现乳头内陷或乳头抬高、偏位，应警惕乳腺癌，尽快去医院检查。

橘皮样病变

注意乳房区域皮肤有无橘皮样变化（凹凸不平，有小凹陷和凸起），有这种改变也应警惕乳腺癌。

乳房肿块

孤立、质硬、边界不清、高低不平的肿块，常为乳腺癌的征象，应引起高度重视。

乳腺癌治疗的成败在很大程度上取决于治疗的时机，如果能早期发现，及时确诊和治疗，就可以去除病根，否则，将会造成不良的后果。因此，每一位女性都要密切关注自己的乳房，切不可掉以轻心。

乳腺癌初期的小肿块是可以摸到的，并没有明显的界限，表面感觉是凹凸不平的，而且一点也不会痛。如果肿块变大，乳房上会出现橘皮样皮肤，乳头凹陷，同时乳头会流出带血的分泌物。若癌细胞继续扩散，硬块的表面皮肤出现浮肿，皮肤表面发生溃疡，这种现象显示，癌细胞已经入侵到相当程度，此时应尽快去医院诊治。

近年来，我国乳腺癌的患病率呈上升趋势，几乎80％的乳腺癌发生在35~64岁年龄组。因此，凡属该年龄组尤其是伴有高危易感因素的女性，要提高早期诊治乳腺癌的意识。众所周知，乳腺癌是女性唯一自己能早发现的表在性恶性肿瘤。无论哪个年龄段的女性，只要学会自己定期检查乳腺，并长期坚持，完全有可能早发现乳腺癌。

24 乳腺癌的高危人群

据调查统计，已知的乳腺癌高危人群或危险因素主要包括以下10项。

（1）属于社会高阶层的专业人员、管理人员。

（2）有乳腺癌家族史（母亲、姊妹患乳腺癌尤其是绝经前乳腺癌，本人的风险更大）。

（3）曾患单侧乳腺癌尤其是导管内癌者。

（4）乳腺良性肿瘤切除后。

（5）初潮年龄早（小于13岁），或绝经期推迟（55岁后绝经者比45岁前绝经者高2倍）。

（6）高龄初产（大于35岁生育）、未哺乳。

（7）独身或35岁以上未育。

（8）乳腺增生病（不随月经周期变化的），尤其是50岁前后乳腺外上象限腺体显著增厚者。

（9）高脂肪膳食或肥胖（其胆固醇可衍化成雌激素）。

（10）其他：如卵巢癌、子宫内膜癌和大肠癌均同乳腺癌相似，与高脂肪食物有关联，患这些癌的女性发生乳腺癌的概率比正常人大约高1倍。最近有发现说，致密型乳腺和绝经后长期接受激素替代治疗者也会增加患乳腺癌的机会。此外，乳腺非典型增生也是癌变过程中重要的过渡阶段，若病理报告为重度非典型增生，不可忽视癌变的危险性，重点随访和临床观察具有重要意义。

㉕ 导致乳腺癌高发的常见原因

乳腺癌是女性常见的恶性肿瘤之一。目前，乳腺癌的病因尚未完全清楚。有研究发现，乳腺癌的发病存在一定的规律性，具有乳腺癌高危因素的女性容易患乳腺癌。所谓高危因素是指与乳腺癌发病有关的各种危险因素，而大多数乳腺癌患者都具有的危险因素就称为乳腺癌的高危因素。据中国肿瘤登记年报显示：女性乳腺癌发病率0~24岁年龄段处较低水平，25岁后逐渐上升，50~54岁组达到高峰，55岁以后逐渐下降。乳腺癌家族史是乳腺癌发生的危险因素，所谓家族史是指一级亲属（母亲、女儿、姐妹）中有乳腺癌患者。近年来有研究发现，乳腺腺体致密也成为乳腺癌的危险因素。

乳腺癌的危险因素还有月经初潮早（＜12岁）或绝经迟（＞55岁）；未婚，未育，晚育，未哺乳；患乳腺良性疾病未及时诊治；经医院活检（活组织检查）证实患有乳腺非典型增生；胸部接受过高剂量放射线的照射；长期服用外源性雌激素；绝经后肥胖；长期过量饮酒；以及携带与乳腺癌相关的突变基因。欧美国家做了大量关于乳腺癌易感基因的研究，现已知的有 *BRCA-1*、*BRCA-2*，还有 *p53*、*PTEN* 等，与这些基因突变相关的乳腺癌称为遗传性乳腺癌，占全部乳腺癌的5%~10%。具有以上若干项高危因素的女性并不一定会患上乳腺癌，只能说其患乳腺癌的风险比正常人高，中国女性乳腺癌的发病率相对欧美国家还是较低的。

乳腺癌还有以下几种诱发因素。

（1）月经初潮年龄：初潮年龄早于 13 岁者发病的危险性为初潮年龄大于 17 岁者的 2.2 倍。

（2）绝经年龄：绝经年龄大于 55 岁者比小于 45 岁的危险性增加。

（3）第一次怀孕年龄：危险性随着初产年龄的推迟而逐渐增高，初产年龄在 35 岁以上者的危险性高于无生育史者。

（4）绝经后补充雌激素：在更年期长期服用雌激素可能增加乳腺癌的危险性。

（5）口服避孕药。

（6）食物：尤其是高脂肪饮食，可增加患乳腺癌的危险性。

（7）大量饮酒。

（8）体重增加过快或肥胖可能是女性绝经后发生乳腺癌的重要危险因素。

据有关资料显示，肥胖女性与乳腺癌的密切关系越来越引人注目。据日本媒体报道，有乳腺癌家族史的中心性肥胖女性较无家族史者，患乳腺癌的危险性相对大些，并且中心型肥胖者绝经前后雌二醇水平较瘦体型者明显增高，总的雌激素水平也上升，雌激素替代治疗的绝经后女性发生乳腺癌的相对危险性增加。

一般认为，雌激素中的雌酮和雌二醇与乳腺癌的发病有直接关系，而雌三醇被认为有保护作用。由于异常增高的雌激素水平可能导致乳腺细胞增殖和癌变，因此可以认为雌激素水平异常增高是发生乳腺癌的必要因素。应当特别指出的是，乳腺癌的发生不仅与内源性女性激素有关联，而且也受外源性女性激素替代治疗的影响。有研究结果表明：女性在更年期长期使用雌激素，可增加乳腺癌发生的危险性（因为雌激素可使乳腺导管发育）。卵巢未切除的女性，如应用雌激素高达1500毫克，其发生乳腺癌的风险是未用者的 2.5 倍，表明长期大量额外补充雌激素会增加乳腺癌发病的概率。

延伸阅读

为什么乳腺癌患者不能怀孕

近年来，女性乳腺癌发病率逐年增高，年轻患者人数日渐增多，部分患者有生育的需求。得了乳腺癌，还能怀孕生子吗？怀孕是否会导致乳腺癌复发转移？不同乳腺癌治疗方式对生育能力有哪些影响？

卵巢去势手术治疗

部分激素受体阳性乳腺癌患者需要进行卵巢去势手术，切除卵巢就意味着失去排卵功能，永久性地剥夺患者的生育能力。

化学治疗

化学治疗（即化疗）药物在杀伤癌细胞的同时，

对卵巢功能也有损伤，使卵泡受到不同程度的损害，可能会引起短期或永久性的闭经，甚至造成不孕。

放射治疗

放射治疗（即放疗）对生育能力的损害主要体现在不同的射线剂量对性腺功能的影响，当盆腔所接受的放疗剂量超过20Gy以上，才会对卵巢有所影响，乳腺癌放疗的剂量能够达到盆腔的剂量较小，对卵巢的影响也比较小。

内分泌治疗

激素受体阳性乳腺癌患者一般需要接受5~10年的内分泌治疗，长期服用内分泌药物，体内雌、孕激素水平不均衡，内分泌治疗可能导致月经失调、潮热、阴道干燥等不良反应。

乳腺癌有淋巴结转移者，必须在乳腺癌治疗后5年以上，全面检查无复发和转移征象时才能妊娠；对无淋巴结转移者，观察3年无复发时再考虑妊娠。因为术后复发和转移常在术后2~3年出现，且乳腺癌有遗传倾向，妊娠可提高雌激素、孕激素水平，癌细胞复发和转移的机会增大，所以建议乳腺癌患者最好不要怀孕。

26 认识乳腺纤维腺瘤

说到乳腺纤维腺瘤，首先要明确一点，它是一种由乳腺纤维组织和腺管两种成分增生共同构成的良性肿瘤，一般呈圆形或卵圆形，表面光滑，质地坚韧，与皮肤和周围组织没有粘连，活动度大。通常，这种病好发于乳房的外上部位，约75%为单发，少数为多发，直径多见于1~3厘米，也有更大的，在临床上，能够看到直径超过5厘米，甚至10厘米的肿瘤，但仅仅是少数。

尤其需要注意的是，18~35岁的女性由于卵巢功能旺盛，性激素也处于活动期，因而罹患乳腺纤维腺瘤的概率会较大。或许很多年轻的女性朋友会有这样的疑问：既然是良性肿瘤，那么是不是吃点药就能消除呢？其实，乳腺肿瘤可以"吃"没了的观点是一种误区。尽管临床上不乏因服用药物而消失的乳腺"包块"，但这些"包块"大多数是乳腺增生结节而不是乳腺纤维腺瘤。关于这个问题，目前医学界比较一致的看法是：对于此病症的最佳治疗方法是手术切除。当然，也不能一概而论，并非一发现乳腺纤维腺瘤就要马上手术，即便进行手术，也应慎重考虑。这是因为一旦手术，就会破坏乳腺正常组织，乳腺组织是非常复杂的，若是没有切除完全，则要面临二次手术、三次手术，由此带来的一系列伤害是无法弥补的。

一般情况下，20岁左右的未婚女性，如果腺瘤较小，应以临床观察为主，不宜立即手术；已婚的青年女性如果其腺瘤在1厘米以上，应在妊娠之前手术；在妊娠或哺乳期新出现了腺瘤，首先观察肿块的生长情况，如果肿块生长迅速，应立即手术；年龄在35岁以上，一旦发现腺瘤，特别是绝经后新出现的腺瘤，应立即手术切除并做术中冷冻切片检查，明确性质。对于术后于原处又复发的病例则要警惕其病变。所以，对于乳腺纤维腺瘤，不能觉得它是一个良性肿瘤，吃点药就行了，或者干脆听之任之，这样会让病情恶化，原则上应手术治疗。当然就算切除也不等于万事大吉，术后还应定期复查，一旦发现肿瘤复发需及时进行处理。

27 乳腺疾病的有效预防措施

乳腺是女性乳房里的一部分，会因为多种原因而有乳腺疾病出现，乳腺疾病是让女性痛苦不堪的常见病、多发病，它的种类有很多，像乳腺炎、乳腺增生、乳腺纤维腺瘤、乳腺囊肿、乳腺癌等，都会给女性带来很多不适的症状，出现乳房胀痛、溢液、乳腺肿块，严重的还可能导致死亡。那么怎样预防乳腺疾病呢？

（1）保持情绪稳定，避免情绪过于激动、紧张、忧郁、悲伤，不良的情绪会造成神经衰弱，使内分泌失调，危害乳腺健康。

（2）改变饮食习惯，肥胖的女性要少吃油炸食品、动物脂肪、甜食以及过多的补品，多吃纤维素含量比较多的蔬菜和水果，可多摄入粗粮、黑豆、核桃、黑芝麻、黑木耳、蘑菇等，避免挑食、偏食。

（3）要保持生活规律，劳逸结合。可以适当进行性生活。性生活可以调节内分泌失调，还能够促进乳房血液循环，对乳房是很有益的，不过避免动作过于粗暴，以免伤害到乳房。

（4）可以多进行体育锻炼，如慢跑、散步等，能防止身体过于肥胖，还能够提高免疫力，预防便秘。

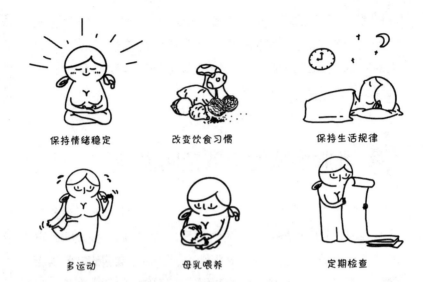

保持情绪稳定　　　改变饮食习惯　　　保持生活规律

多运动　　　　　　母乳喂养　　　　　定期检查

（5）禁止滥用雌激素，避免过量服用避孕药及含有雌激素类美容用品。

（6）避免人工流产；产妇要多喂奶；避免不婚不孕。

（7）定期进行自我乳腺检查以及定期去医院体检。

做到以上这7个措施就能有效预防乳腺疾病，大大降低患上乳腺疾病的概率。

第二章　子宫健康

——预防 *HPV* 感染　跟痛经
说拜拜

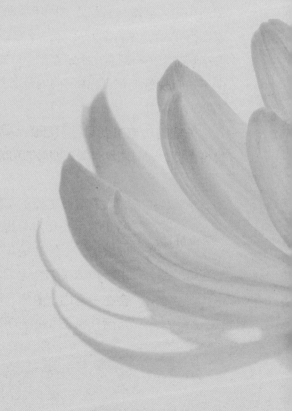

① 子宫的正常位置及功能

子宫是女性特有的器官，是产生月经和孕育生命的地方，所以说子宫的健康非常重要。

子宫位于盆腔中央，在膀胱和直肠之间。子宫大小与年龄及是否生育有关，未产者约长 7 厘米、宽 5 厘米、厚 3 厘米，子宫腔容量约 5 毫升。子宫可分为底、体与颈三个部分。宫腔呈倒置扁梨形，前面扁平，后面稍突出，上方两角为"子宫角"，通向输卵管；下端狭窄为"峡部"，长约 1 厘米，与阴道相连。宫体与宫颈比例因年龄而异，婴儿期为 1：2，青春期为 1：1，生育期为 2：1。子宫正常稍向前弯曲，前壁俯卧于膀胱上，与阴道几乎成直角，位置可随膀胱直肠充盈程度的不同而改变。子宫壁由外向内分别为浆膜、肌层及黏膜（即内膜）。

子宫的功能主要是孕育胚胎、调节内分泌、产生月经、维持免疫，同时还具有保护卵巢的功能。

孕育胚胎

子宫最主要的功能之一是孕育胚胎，为胎儿的生长和发育提供重要场所，使人类完成繁衍。女性在成年之后会有成熟的卵子排出，和精子结合之后会形成受精卵，受精卵会在子宫内壁着床，逐渐发育成胎儿，10 个月后分娩成为独立的生命体。

调节内分泌

子宫具有分泌前列腺素、泌乳素、上皮生长因子、胰岛素生长因子和松弛素等作用，并调节各种激素的分泌平衡，有效地避免分泌紊乱引起的疾病。

产生月经

受血液中激素水平的影响，子宫内膜以28天（一个月）为一个周期，修复、增厚、坏死、脱落，周而复始地变化着，形成了月经。每月一次的月经来潮是女性健康的标志，同时也是女性新陈代谢的重要组成部分，具有促进女性造血系统的更新、排除体内毒素、延缓衰老等作用。

维持免疫

子宫具有维持全身免疫功能的作用，同时还可以使女性免受感染，比如在每次月经来潮时可以冲洗以及清洁阴道。

保护卵巢

此功能长期以来被人们所忽略。最新的研究发现，子宫除与卵巢相连，起到支撑作用外，还能为双侧卵巢提供 50%~70% 的血供维持卵巢的功能。如果因为一些疾病需要切除子宫，很容易使卵巢血液循环受到不同程度的影响，使卵巢内分泌功能下降，严重时还会诱发卵巢衰竭。

② 子宫是需要好好爱护的

子宫是孕育新生命的场所，是女性的骄傲。但是如果爱护不当，它也是影响女性健康的重要原因之一，所以，女性朋友要从点滴做起，保护好子宫。

（1）防止多次妊娠。因为连续3次以上怀孕者，子宫的患病率便会显著增加。

（2）防止反复多次人工流产，特别是在短时间内反复人工流产。

（3）怀孕时要定期做好产前检查。

（4）忌滥用催产素。分娩时在宫口开全，而子宫收缩乏力时，在产科医生指导下可适时、适量使用催产素，但若宫口未开全就过早使用催产素，则会导致子宫破裂。

（5）分娩时要预防生产时损伤产道，伤及子宫。

（6）防止不洁性交。性交前男女都应该认真清洗外部生殖器，男子包皮过长应做包皮环切术，经常清洗包皮垢，以免病原体经阴道进入子宫，引起子宫内膜炎、附件炎或因包皮垢刺激宫颈而致宫颈癌。

（7）月经期应避免性生活，妊娠初期与临产前2个月应禁止性生活。

（8）切忌放纵性活动，尤其是与多个男子发生性关系，极易导致子宫内膜感染、附件炎、宫颈糜烂与其他病变，甚至染上性病、艾滋病等。

只要努力做到这些，子宫便可得到有效的保护。

3 宫颈炎的常见病因及临床表现

女性生殖器官中，子宫颈上连子宫，下接阴道，处于承上启下的位置，子宫与子宫颈就好像一个倒立的瓶子，所以有人将子宫颈喻为"瓶颈"。这个"瓶颈"起着重要的作用，它既是生殖生理和生殖内分泌功能的重要器官，又是预防阴道内病原体侵入子宫腔的重要屏障。

常见病因

正常情况下，由于子宫颈腺体分泌物的抵挡，阴道内的

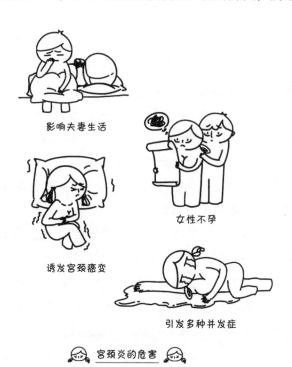

影响夫妻生活

女性不孕

诱发宫颈癌变

引发多种并发症

宫颈炎的危害

病原体很难侵入子宫。但当机体抵抗力下降时，或者子宫颈受某种因素影响，分泌物增加，使宫颈外部长期浸在分泌物中，就极易受病原体袭击，这两种情况都易导致子宫颈"失守"而受感染，形成宫颈炎。正如其他炎症一样，宫颈炎也是多病因的病理过程，很多致病因素均可成为宫颈炎的病因，如内源性卵巢性激素的影响、外源性病原体的感染、机械性刺激或损伤等，均可导致宫颈炎。

临床分类及表现

临床上将宫颈炎分为急性和慢性。

急性宫颈炎主要由性传播病原体引起，或因感染性流产、产褥期感染、宫颈损伤或阴道异物所致感染之后而并发。其临床表现为：大部分患者无症状，有症状者主要表现为阴道分泌物增多，呈脓性黏液，阴道分泌物刺激可引起外阴瘙痒及灼热感，同时伴有腰酸及下腹部坠痛，可出现月经间期出血、性交后出血等症状。此外，常伴有泌尿道症状，如尿急、尿频、尿痛等，让女性饱受难言之苦。如果急性宫颈炎治疗不当或治疗不彻底，有可能形成慢性宫颈炎。

慢性宫颈炎是女性生殖器官炎症中最常见的一种，发病率高，已婚女性中50%以上都患有慢性宫颈炎。其临床表现多无症状，少数患者可有持续性或反复发作的阴道分泌物增多，淡黄色或脓性，性交后出血，月经间期出血，偶有分泌物刺激引起外阴瘙痒或不适。有的慢性宫颈炎可无急性宫颈炎病史。这种情况主要是因不良的卫生习惯、或雌激素缺乏、局部抗感染能力较差而引起。慢性宫颈炎主要有三种病理表现，宫颈肥大、宫颈息肉和慢性宫颈管黏膜炎。国内外研究显示，宫颈癌的发生与宫颈炎有一定关系。所以要积极预防宫颈炎，定期进行妇科检查，分娩时应避免器械损伤宫颈，产后发现宫颈裂伤应及时缝合等。患了宫颈炎一定要积极治疗，以绝后患。

④ 预防宫颈炎的有效措施

常见的宫颈炎一般多由外源性感染引起，其中部分是由于性接触而感染的，如淋病、梅毒、衣原体、支原体以及滴虫感染等。因此，预防宫颈炎重点应以预防外源性感染为主，主要预防措施如下。

（1）讲究个人卫生。勤洗澡，勤换内衣，每日用温水清洗外阴，不用不洁洗浴用具，包括避免使用他人毛巾、肥皂等。

（2）注意经期卫生。应使用合格的月经护垫，经期注意休息，禁止在经期游泳。

（3）避免公共场所交叉感染，包括公共浴池、游泳池、旅馆及公厕等。

（4）增强体质，提高个人抵抗疾病的能力。

（5）结婚以后，应注意性接触感染，经期不可性交。患性传播疾病，包括梅毒、淋病、滴虫病等，夫妻双方必须同时治疗，而且治疗必须彻底。

（6）一旦出现白带增多、腰痛、下腹坠胀等症状，应及时去医院就诊。做到早诊断、早治疗。

（7）饮食上要注意营养，做到合理搭配，不偏食，不挑食。

（8）定期检查。无论有没有患病，都要定期去做妇科检查，这是预防宫颈炎的有效手段。

⑤ "宫颈糜烂"的常见症状及治疗

"宫颈糜烂"曾经是一个困扰着很多女性的疾病，做体检几乎十有八九会被诊断为"宫颈糜烂"。这是因为在 2008 年之前的《妇产科学》教材上，"宫颈糜烂"一直作为一个标准的疾病存在。而在 2008 年本科生的第 7 版《妇产科学》教材前言中明确表示：要与国际接轨，重视知识更新，不断更新临床诊断治疗标准，例如取消"宫颈糜烂"病名，以"宫颈柱状上皮异位"生理现象取代。但是由于不少医师知识更新缓慢，哪怕是在本科生教材修订多年以后，仍然有不少医师在诊断中写为"宫颈糜烂"。

"宫颈糜烂"（即宫颈柱状上皮异位）属于正常生理现象，仅在出现感染或其他刺激时表现出宫颈炎的症状，如白带异常、阴道异常出血、下腹疼痛等。当宫颈柱状上皮异位（"宫颈糜烂"）合并宫颈炎时会出现下列症状。

白带异常

可表现为白带增多，呈黏液脓性，灰色、浅黄色或绿色，可伴有异味。

阴道不规则出血

可表现为性交后出血，月经间期出血（两次月经之间出血）。

下腹疼痛

可表现有腰腹部酸痛、性交时疼痛。

"宫颈糜烂"属于正常生理现象，会随着体内雌激素水平的变化而变化，一般不需要治疗。某些不正规的医疗机构出于某些目的对其进行激光、冷冻等治疗，其实是属于过度医疗行为。但是当宫颈柱状上皮异位合并慢性宫颈炎等疾病时，则需积极治疗。根据患者的病原体有针对性的应用抗生素进行治疗。例如沙眼衣原体感染所致宫颈炎，常用四环素（西环素、米诺环素）、大环内酯（阿奇霉素、克拉霉素、红霉素）类药物等进行治疗。对合并宫颈炎等疾病且反复药物治疗无效者，可使用激光、冷冻、微波等物理治疗方法。

⑥ 宫颈癌的早期信号

宫颈癌是我国女性恶性肿瘤中发病率最高的一种癌症，常见于 35 岁以上的女性，50~55 岁达到发病最高峰。据统计，在停经期阴道出血者最后被确诊为恶性肿瘤者多达 10%~25%。宫颈癌的早期症状主要如下。

阴道分泌物增多

这一早期症状比较多见，约占患者的 82.3%。当然，白带增多并非是宫颈癌所特有的症状，在已婚女性白带增多者中，有 90% 以上不是宫颈癌。宫颈癌患者的白带中可见到混浊、淘米水样或脓性带血的浆液，具有特殊的臭味，甚至是恶臭。

阴道流血者占宫颈癌患者的 81.4%，这种流血开始常在性交或大便后发生，有时可出现在体力活动或妇科检查后。月经不规律，初期出血量较少，并可自行停止，晚期可发生大量出血。绝经多年后出现阴道出血的女性，要提高警惕。

原来如此

宫颈癌的转移一般是在病变晚期，但早期病变者也有开始转移的。除淋巴系统外，宫颈癌较多的是肺转移，转移时易出现贫血、消瘦、发热或尿毒症。宫颈癌的晚期还常出现疼痛症状。

❼ 宫颈癌的高发人群

经过多年的临床观察，宫颈癌好发于 35 岁以上的女性，因此中年以上女性应作为防癌的主要对象。

（1）人乳头瘤病毒（HPV）感染者。人乳头瘤病毒感染是导致宫颈癌发病的主要因素。

（2）国内外大量资料证实，早婚（18 岁以前结婚）、早育（20 岁以前生育）及多产的女性，宫颈癌发病率较高。

（3）多性伴侣。多个性伴侣的生活会增加女性患宫颈癌的风险，因此，女性要避免混乱的性生活，并且要注意性生活的卫生，同房前后最好用温水清洗生殖器。尤其要注意男性生殖器的清洁，同房时最好做好避孕措施，可以采用男性戴避孕套的方式。

（4）宫颈裂伤者。在裂伤处可能有多种病菌侵入感染，引发宫颈慢性炎症，刺激宫颈表皮细胞有不正常的增生和细胞形态的改变。

（5）男方包皮垢，经过试验证明也具有一定的致癌作用。

（6）女性个人卫生不洁，也与宫颈癌有一定关系。

这就告诫我们，对上述不良因素，应多加注意和警惕，积极治疗，把这些可能发生的癌变因素治好，才能达到防癌的目的。

⑧ 人乳头瘤病毒（HPV）与宫颈癌

HPV 在女性人群中感染率较高，与宫颈癌的发生和发展关系密切。目前公认 HPV 是引起宫颈癌的主要危险因素。根据在宫颈癌发生中的危险性不同，可将 HPV 分为 3 类：高危型 HPV，包括 16、18、31、33、35、39、45、51、52、58、59、66 型；低危型 HPV，包括 6、11、42、43、44 型；危险不明型 HPV，包括 55、56、61 型等。高危型 HPV，尤其是 16 和 18 型与宫颈癌的发生密切相关。

有研究发现，90% 宫颈癌患者是由于高危型 HPV 病毒感染导致的。在女性恶性肿瘤中，宫颈癌的发病率仅次于乳腺癌。大多数宫颈癌是由高危型 HPV 感染所致，目前已分离出 100 多种 HPV，至少 14 种可导致宫颈癌或其他恶性肿瘤。全球范围内大多数的宫颈癌可测出高危型 HPV16 和 HPV18 亚型，HPV16 亚型诱发癌变的潜力最大，低危型 HPV6 和 HPV11 则与绝大多数生殖器尖锐湿疣和几乎所有复发性呼吸道乳头瘤有关。尽管外阴、阴道、阴茎和肛门的癌症和癌前病变相对罕见，但至少 80% 的肛门癌和 40%~60% 的外阴癌、阴道癌和阴茎癌是由 HPV 诱发。

HPV 疫苗要不要打

HPV 是一种病毒，全称为人乳头瘤病毒，它的感染，特别是高危型人乳头瘤病毒感染与官颈癌的发生密切相关。

HPV 基因型的分布因地理区域不同而不同，但在所有区域中占主导地位的致癌基因均为 HPV16 亚型。目前 HPV 疫苗共有三种，即二价疫苗、四价疫苗和九价疫苗，能预防几个亚类型的病毒就叫几价疫苗。二价疫苗主要预防 HPV16 和 HPV18 亚型，四价疫苗预防 HPV6、HPV11、HPV16 和 HPV18 亚型，九价疫苗预防 HPV6、HPV11、HPV16、HPV18、HPV31、HPV33、HPV45、HPV52 和 HPV58 亚型引起的官颈癌及癌前病变。

二价疫苗适合 9~45 岁女性，四价疫苗适合 20~45 岁，九价疫苗适合 16~26 岁。

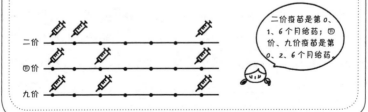

二价疫苗是第 0、1、6 个月给药；四价、九价疫苗是第 0、2、6 个月给药。

目前 HPV 疫苗主要针对高危型 HPV，宫颈癌疫苗还是有必要接种的。当然也并不是注射了 HPV 疫苗之后，就一定不会感染上宫颈癌或者宫颈上皮瘤病变，只是相对来说大大减少了宫颈癌变的概率。在日常生活中自己还是要多加强体育锻炼，提高自己身体的素质，杜绝高危性行为。

⑨ 预防 HPV 感染的细节问题

HPV 最主要的传播途径就是性传播，也可通过手、衣物等密切接触传播，那么怎样预防 HPV 感染呢？

（1）固定性伴侣，减少交叉感染。性伴侣数增加会显著增加 HPV 感染的概率，相应也会增加宫颈癌发生的风险。

（2）注意性生活卫生。性生活前洗手，配偶的包皮垢需要清洗，全程正确使用安全套可以减少 70% 的 HPV 感染。

（3）防止过早性行为。少女的宫颈尚未发育成熟，抵抗能力弱，容易发生 HPV 感染。研究表明，初次性生活在 16 岁之前的女性发生宫颈癌的风险是 21 岁以后的 2.31 倍，初次性生活在 17~20 岁的女性发生宫颈癌的风险是 21 岁以后的 1.80 倍。

（4）做好避孕，减少流产。流产会对宫颈造成损伤而易发生感染。

（5）强调手部卫生。在手可能接触外阴部的任何情况下，特别是上厕所前，使用手机、钱币后，都要用洗手液或香皂彻底洗手。

⑩ 预防宫颈癌的有效措施

医学界认为宫颈癌是多种因素共同作用的结果，早婚、早育、多产、性交过频、经期性生活以及性激素失调等，都是诱发宫颈癌的主要因素。同时还发现宫颈癌的发生与病毒感染有关。其中性行为频繁、不注意经期卫生是导致宫颈癌的重要危险因素。那么怎样有效预防宫颈癌呢？

（1）不要早婚、早育和频繁生育子女。

（2）提倡健康卫生的性生活。性生活不要过于频繁，杜绝经期性交，性伙伴要稳定。同时，性生活时一定要注意卫生，减少非正常性交对宫颈的刺激。

（3）积极防治妇科炎症。积极治疗宫颈癌前病变如慢性宫颈炎、宫颈糜烂样改变对预防宫颈癌有重要意义。

（4）积极治疗性传播疾病。研究发现，生殖道淋病、人乳头瘤病毒感染等与癌前病变和宫颈癌的发生率有直接的关系。性伴侣包皮过长时要及早手术治疗。

（5）不要吸烟和长期服用避孕药。吸烟者患癌前病变和宫颈癌的危险性是不吸烟者的 13 倍。口服避孕药超过 4~8 年（包括未婚未育者），其癌前病变、宫颈癌的危险性有可能增加。所以应尽量使用避孕套、杀精药膜或避孕环等避孕措施，可降低宫颈癌的发病率。

（6）定期检查。30 岁以上的女性要定期到医院进行宫颈刮片细胞学检查。一般情况下每年检查一次，有宫颈癌家族史的女性，定期检查尤为重要。宫颈癌由出现到癌变，一般需要 8~10年，只要坚持普查，就能早期发现并获得良好的治疗机会。

（7）接种宫颈癌疫苗。预防宫颈癌最有效的方法就是注射宫颈癌疫苗，能够预防 70%~90% 以上的宫颈癌。

延伸阅读

TCT 检查和 HPV 检查

TCT、HPV 检查是两种不同的检测方法。

TCT 检查是液基薄层细胞检测的简称，采用液基薄层细胞检测系统检测宫颈细胞并进行细胞学分类诊断，是为了检查宫颈上皮组织是否发生了病变或癌变，它是目前国际上最先进的一种宫颈癌细胞学检查技术。TCT 宫颈防癌细胞学检查对宫颈癌细胞的检出率为 100%，同时还能发现部分癌前病变，微生物感染如霉菌、滴虫、病毒、衣原体等。所以 TCT 技术是应用于宫颈癌筛查的最先进的技术。

HPV 检查则主要检测人是否携带 HPV 病毒，可通过染色镜检法、HPV 的 DNA 检测法或血清学试验来检查是否感染了 HPV。由于人乳头瘤病毒感染是宫颈癌的病因，因此必须重视这种感染，重视 HPV 的检查。

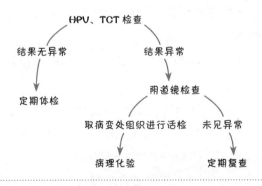

---

11 子宫肌瘤与不孕

子宫肌瘤是女性生殖器官中最常见的一种良性肿瘤，病因不明，但发现与体内雌激素紊乱有关，多发于30~50岁。子宫肌瘤来源于子宫的平滑肌组织，小的仅能在显微镜下于肌壁中发现，

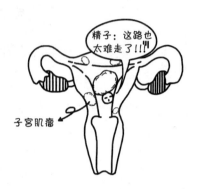

大者可重达几十千克。肌瘤常为多个，3个以上时称"多发性子宫肌瘤"。子宫肌瘤的主要症状为子宫出血、月经频繁、经量过多或持续，严重时可继发贫血，出现心慌、气短、头晕、乏力等症状。肌瘤较大时，可在下腹部摸到肿物，尤其在清晨膀胱充盈时，子宫位置上抬，肿物更明显，可产生压迫症状，如尿频、尿急、尿潴留、大便困难、腹胀、腹痛、下坠、下肢水肿等不适。

子宫肌瘤还可影响受孕，导致不孕情况可有以下几种。

（1）较大的子宫肌瘤可使宫腔变形，不利于精子通过，以及受精卵着床和胎儿发育。

（2）生长在子宫角附近的肌瘤可压迫输卵管开口处，造成阻塞。

（3）生长在阔韧带内的肌瘤可使获益于其表面的输卵管拉长扭曲，管腔挤压，影响其通畅，或使卵巢变位，卵巢与输卵管间距增宽，妨碍输卵管伞端的拾卵功能。

（4）生长在子宫颈部的子宫肌瘤可压迫子宫颈管，阻碍

通道或改变子宫颈口的朝向，使之远离后穹窿部的精液池，不利于精子进入子宫颈口。

（5）生长在子宫腔内的黏膜下子宫肌瘤，犹如宫腔内放置了一只球形的宫内节育器，妨碍生育。宫腔表面的内膜缺血，坏死，萎缩，也不利于受精卵着床。

（6）子宫肌瘤可使子宫收缩的频率、幅度及持续的时间高于正常基线，干扰受精卵着床或者着床后发生流产。

当肌瘤伴发子宫骨膜增殖症时，表示卵巢不排卵，肌瘤引起子宫出血，招致感染，使输卵管发生阻塞，均可造成不孕。

⑫ 子宫内膜炎的常见病因及临床表现

子宫内膜炎是发生在宫体部子宫内膜的炎症，可分为急性和慢性两种。导致急性子宫内膜炎的主要原因是流产和产褥期感染（产时或产后 10 天内生殖道受病原体感染），子宫腔内安放避孕器，经期不注意卫生，子宫颈扩张，诊断性刮宫或宫颈电灼、激光、微波等物理治疗，性病等病原体上行性感染也可引起。此外，子宫内膜息肉、子宫黏膜下肌瘤等也常引起子宫内膜炎。

急性子宫内膜炎的主要症状为发热，下腹疼，白带增多，有时为血性伴有恶臭，有时子宫略大、有触痛，重症者会出现高热、寒战、头痛等全身症状。慢性患者表现基本相同，也可有月经过多、下腹疼及腹胀等。急性患者的治疗主要是应用广谱抗生素和甲硝唑，还需要除去发病诱因，如取出宫内避孕器，清除宫腔残留的胎盘组织、内膜息肉等。有子宫腔积脓者应予扩张宫颈口，促使脓液引流，待炎症控制后做诊断刮宫，排除早期子宫癌，以免将早期癌误认为炎症而延误治疗。慢性患者采用上述治疗的同时也可考虑做理疗，包括电熨、冷冻治疗、激光治疗等。

13 子宫内膜癌的高发人群

子宫内膜癌早期的症状有时不是很典型，下列人群要及时去医院检查，根据子宫内膜病理检查可做出早期诊断。

（1）绝经后阴道不规则出血或出现血性白带，在排除宫颈癌或老年性阴道炎后，应高度怀疑子宫内膜癌。

（2）绝经延迟伴有不规则阴道出血，尤其是老年患者子宫及阴道均无明显萎缩现象者。

（3）阴道不规则出血而伴有高血压、糖尿病、肥胖、不孕、多产或未产史者。

（4）年龄在40岁以上伴有阴道不规则流血，虽长期反复治疗仍不止血，或一度血止后复发者。

（5）年龄在40岁以下，但有长期子宫不正常出血，且有不孕症，经激素治疗不见好转者。

（6）子宫内膜囊性增生，或轻度腺瘤型增生，轻度非典型增生，经治疗好转以后又复发者。

（7）阴道持续性排液，呈血性或脓性，有异味者。

（8）阴道涂片或宫颈刮片发现恶性肿瘤，但反复宫颈活检病理报告均未发现异常者，应高度怀疑子宫内膜癌。

（9）长期使用雌激素后出现不正常的子宫出血者。

（10）有子宫内膜癌家族史者以及近亲肿瘤史者，患病危险性增高。

14 子宫内膜癌的常见症状及预防措施

常见症状

早期患者可无明显症状，仅在普查或其他检查时偶然发现，一旦出现多表现如下症状。

（1）阴道出血。绝经后的女性主要表现为阴道流血，量一般不多。尚未绝经者可表现为月经量增多，经期延长或月经紊乱。

（2）阴道排液。早期白带增多，浆液性或浆液血性白带，晚期合并感染呈脓性或脓血性白带，有恶臭味。

（3）疼痛。一般不引起疼痛，在晚期，当癌瘤侵犯周围组织或压迫神经时出现下腹及腰骶部疼痛，并向下肢及足部放射。若病灶侵犯宫颈，堵塞宫颈管导致宫腔积脓时，可出现下腹胀痛及痉挛样疼痛。

（4）全身症状。晚期可伴全身症状，如贫血、恶病质、消瘦、发热及全身衰竭等。

预防措施

（1）保持正常的精神、心理状态，科学膳食，合理营养。

（2）重视绝经后阴道流血和绝经过渡期月经紊乱的诊疗。

（3）正确掌握使用雌激素的指征，更年期妇女使用雌激素替代治疗时，应在医生指导下加用孕激素，以对抗雌激素的作用。

（4）加强防癌意识，定期进行防癌检查。对高危人群，尤其是更年期女性，月经紊乱或绝经后出现不规则阴道出血时，应及时去医院检查，先排除子宫内膜癌，然后再根据情况做其他治疗。

15 子宫脱垂的常见病因及临床表现

顾名思义，"子宫脱垂"就是位于盆腔的子宫从阴道脱出，直到阴道口外，且常伴有膀胱壁（前面）膨出和直肠壁（后面）膨出。

常见病因

（1）分娩损伤。分娩损伤是子宫脱垂最主要的原因。分娩过程中，尤其是困难的阴道手术产者，或者第二产程延长者都可能损伤子宫的支持组织，导致子宫脱垂的发生。多次分娩也是子宫脱垂的原因。

（2）卵巢功能减退。临床上常可见绝经后的女性发生子宫脱垂，这与绝经期女性卵巢功能减退有关。绝经后雌激素减少或缺乏，子宫的支持组织产生退行性改变，变得薄弱、松弛甚至萎缩，加之老年女性肌张力下降，从而发生子宫脱垂，有时甚至伴尿道脱垂及压力性尿失禁。

（3）年轻产妇在产后长期哺乳使卵巢功能暂时下降，也可使子宫支持结构的弹性、紧张力减弱而松弛，这也是促使子宫脱垂发生的因素之一。

（4）腹腔内压力增加。长期从事重体力劳动，长期站立或负重，产褥期长期慢性咳嗽，排便困难等，均可使腹内压力增加，是促使子宫脱垂发生或加重的重要原因。

（5）先天发育异常。组织薄弱并缺乏紧张力的先天发育异常者，不能耐受一般体力劳动和腹腔内压力增加也易导致子宫脱垂。

临床表现

（1）阴道内脱出块状物。轻度子宫脱垂宫颈还位于阴道内，若久站、久蹲或大便用力后则子宫脱出阴道口外，经平卧及休息后能自动回位。随着时间的进展，块状物会越来越大，严重者无法回位。脱出的子宫及阴道壁使行走极为不适，少数严重者甚至无法活动。

（2）下坠感及腰酸背疼。子宫及宫旁组织下垂引起盆腔淤血可致腰背酸疼，盆腔内有物下坠则引起下腹、阴道、外阴的坠胀感。

（3）阴道分泌物增加。脱垂的子宫、宫颈等暴露在外阴，日久局部组织因摩擦刺激而增厚，循环及营养障碍引发充血、水肿、糜烂、溃疡、继发感染等，致使分泌物增加，甚至成脓性，有时还带血。

（4）泌尿系统的症状。子宫脱垂常伴有膀胱膨出，故可发生排尿困难、尿潴留等，引起膀胱感染则发生尿频、尿急、尿疼等症状。有时感染甚至损害肾脏，引起肾盂肾炎，表现为肾区疼痛、腰疼等。

（5）压力性尿失禁。每于咳嗽、喷嚏致腹压增加时，小便则不由自主溢出，甚至有时行走时小便也会溢出。

（6）大便困难。子宫脱垂伴直肠膨出时可有小腹下坠感、腰酸、便秘、肠胀气和大便困难。

（7）月经变化。生育期的女性由于子宫脱垂后局部血液循环障碍，子宫肥大，卵巢也往往增大下垂，故发生月经失调。

16 子宫脱垂的预防与保健

（1）注意劳逸结合。加强体育锻炼，提高身体素质，以加强盆底组织的支托作用。

（2）加强孕期保健。定期做产前检查，纠正贫血，增加营养，及时发现及纠正异常胎位，预防发生滞产、难产。妊娠期应避免不适当的体力劳动。

（3）搞好产后保健。产后未满百日不宜参加较重体力劳动，还应避免久站、久坐和久蹲，有便秘、腹泻、咳嗽等要及时治疗。同时哺乳期不宜过长。

（4）提倡产后做保健操，进行腹肌及提肛肌收缩锻炼，促进盆底组织恢复。

（5）认真做好避孕和计划生育工作，避免早婚、早产。

（6）积极治疗慢性咳嗽、便秘。

（7）治疗后应避免举重、登高、久蹲、过劳等，以防复发。

17 月经不调常规治疗原则

如果偶尔出现月经不规则，并且出血不多，可以先从环境改变、情绪波动上找原因，通过稳定自身情绪、调整生活习惯，看是否能使之恢复正常。但如果经常性出现月经不规则的现象，则要引起重视，可服用一些妇科中成药进行调理。

（1）经前症状明显者：月经前水肿、发热、头痛、失眠、乳房胀痛、经前腹痛或行经第 1 天腹痛的女性，应该在经前 5~7 天服药，以调整月经周期，促使月经来潮，控制经前或行经之初症状的出现。

（2）经后症状明显者：如在行经期间经血量少、腹痛或全身疼痛不适，经后头晕、目眩、失眠，应该在月经来潮时立即服药。

（3）月经日期不准者：月经周期短，经血量过多的女性，月经来潮之前先服药；月经周期长，甚至延后数天难以掌握规律的女性，在行经第 28 天后开始服药，逐渐调整月经周期。

（4）根据基础体温情况服药。基础体温单相，无排卵或排卵征象不明显的女性，以全周期服药较好；月经后期，基础体温提示排卵前期延长的女性，月经干净后服药，以促使卵泡发育成熟及排卵；基础体温提示黄体发育不全的女性，也应该尽早服药；基础体温提示黄体萎缩不全的女性，应该掌握在排卵后及月经前 1 周服药。

原来如此

月经不调看似简单，调整月经的治疗却比较复杂，调整月经药的服用时间是疗效好坏的关键。患者应在初步了解这些知识的基础上，认真地向医生询问清楚，以做到适时服用调整月经药，达到药到病除的效果。如果发生在青春期和更年期时，应在医生指导下用药。调经药物不宜与感冒药同时服用。

注意生活细节，避免发生月经不调，主要应做到如下几点。

（1）保持精神愉快，避免精神刺激和情绪波动。如果在月经期内有下腹发胀、腰酸、乳房胀痛、轻度腹泻、容易疲倦、嗜睡、情绪不稳定、易怒或易忧郁等现象出现，属正常生理反应，不必过分紧张。

（2）注意卫生，预防感染。注意外生殖器的卫生清洁；月经期绝对不能同房；注意保暖，避免寒冷刺激；避免过度劳累，经血量多的人忌食红糖。

（3）内裤要柔软、棉质，通风透气性能良好，要常洗常换，换洗的内裤要放在阳光下晒干。

（4）不宜吃生冷、酸、辣等刺激性食物，多饮开水，保持大便通畅。血热的人月经前期最好多吃新鲜水果和蔬菜，忌食葱、蒜等刺激之物。气血虚者平时必须增加营养，如牛奶、鸡蛋、豆浆、猪肝、菠菜、猪肉、鸡肉、羊肉等。忌食生冷瓜果。

延伸阅读

什么是月经不调

月经不调是指与月经有关的多种疾病。凡是月经的周期、经期、月经量、经色、经质出现异常的现象，或伴随月经周期前后出现的难以忍受的症状，统称为月经不调。

（1）月经稀少：月经周期超过40天，且经量过少。

（2）月经过频：月经周期短于 21 天，且经量过多。

（3）月经过多：指月经量超过正常出血量，或经期延长。

（4）月经不规则：月经周期不规则，一般经血量不太多，表现为月经有时提前，有时延后，难于掌握。

（5）不规则月经过多：指经血量过多，经期延长，周期不规则。

（6）月经过少：指月经量减少，周期有规律。

（7）月经中期出血：指经常出现的、两次正常量月经之间的少量出血。

（8）痛经：在月经来潮之前几天、月经期或月经已经干净后，出现下腹部或腰部疼痛；疼痛的轻重程度不同，严重者可因剧痛而昏厥。

（9）闭经：年龄超过 18 周岁而尚未来潮，或已行经而中止 3 个月以上者称闭经。

（10）经前紧张综合征：在经前、经期或月经干净后不久出现一系列症状，这些症状可单独出现或几个症状同时出现。常见的症状有乳房胀痛、头痛、全身痛、腹泻、口腔溃疡、眩晕、皮肤风疹块、发热、鼻腔出血、情绪异常（如抑郁、烦躁、失眠）等。

（11）更年期综合征：有的女性在绝经期前后会出现一些与绝经有关的症状，如眩晕耳鸣、潮热汗出、心悸失眠、烦躁易怒、面部或下肢浮肿、月经紊乱、情志不宁等。

月经关系女性的生育和健康，而生育与健康又关系女性一生的幸福，所以当它出现异常时，及早治疗就显得尤为重要。

18 放环后出现月经不调的原因及应对措施

有的女性放置宫内节育环后的一段时间内会出现月经不调的现象，如果经血量没有超过原来经血量的1倍，月经周期不少于20天，或者经期不超过7天，这都属于正常现象。但是如果经血量超过原来月经量的1倍以上，周期缩短至20天以内或经期延长超过7天，就属于不正常现象了。10%~15%的女性放置宫内节育器后会出现月经过多、经期延长、月经周期缩短或不规则阴道流血等现象，其原因多是宫内节育器可能压迫子宫内膜引起局部组织坏死以及炎症反应所致。有的女性原来患有盆腔炎症，治疗后无自觉症状但没有彻底治愈，放环后的异物刺激使原来的炎症又"死"而复"生"，导致经血增多。另一方面，宫内节育器可以激活子宫内膜组织内的纤维蛋白溶解酶，而这种被激活的纤维蛋白溶解酶是一种溶血因子，不利于局部凝血，当然就可能出现月经增多以及不规则阴道流血等现象。

临床上，这种情况的处理并不复杂。首先，医生在排除各种内科出血性疾病及肝脏疾病之后，可给予止血及消炎治疗，如用维生素 C、维生素 K、云南白药等止血；同时，口服乙酰螺旋霉素或甲硝唑、头孢拉定等药物消炎，防止因出血造成抵抗力下降而使炎症蔓延。如治疗 2 个月左右没有痊愈，应考虑取出宫内节育器。要注意的是，在取环的同时，应做一个诊断性刮宫，这样可以将坏死的、有炎症的子宫内膜组织全部消除，达到迅速、彻底止血的目的。同时，刮出的子宫内膜要送病理检查，排除恶性病变的可能。

19 人工流产后出现月经不调的原因及应对措施

人工流产后卵巢一般可在 22 天内恢复排卵功能，1 个月左右月经来潮。但有少数女性在人工流产后出现经期延长、周期长短不一、闭经等月经失调现象。这种情况一般在 2~3 个月后恢复正常，少数人持续时间更长。这种情况与以下几方面因素有关。

（1）人工流产术后突然终止妊娠，身体内分泌系统发生变化，使卵巢一时不能对垂体前叶的促性腺素发生反应，因而出现月经失调及闭经。同时由于人在流产术前后处于过分紧张、恐惧、忧伤等情绪中，神经内分泌系统抑制了下丘脑、脑垂体、卵巢的功能，从而导致月经异常。

（2）人工流产手术所致的创伤使子宫内膜功能层受到破坏，出现月经延迟、过少甚至闭经。

（3）人工流产术后由于抵抗力下降或过早性生活并发子宫内膜炎，使子宫腔因炎症而产生粘连，也可导致月经量少或闭经，患者术后大多有发热、下腹痛等伴随症状。

（4）在人工流产手术的过程中，若吸管过于频繁出入宫腔，损伤宫颈管黏膜，使宫颈管粘连，致经血不能排出而常见下腹闷痛。若不及时治疗，则呈周期性下腹闷痛，但无月经来潮。

上述（1）（2）中的情况一般可在短期内恢复，如果不恢复可采取雌、孕激素周期性治疗，促使子宫内膜生长，并能防止再粘连。在治疗中发现，用中药调理效果也不错。对人工流产术后感染者可应用抗生素治疗。对宫颈管或宫腔粘连者可用探针或分离器在宫腔镜下分解粘连。对月经量少、闭经治疗无效者可采取术后放置节育环的方法。一般经上述治疗绝大部分患者月经都可以恢复正常。

⑳ 口服避孕药后出现闭经怎么办

有些人在使用口服避孕药后出现闭经，是由于内分泌的改变使子宫内膜增长不良造成的。服药时间较长时，可出现子宫内膜不脱落而发生闭经。这些现象都不是病，不必顾虑，绝大多数闭经者在停药后月经可自然恢复。但闭经超过2个月时，应找医生检查，以排除怀孕的可能性。3个月不来月经时，应立即停药，改用其他避孕措施，待月经自然恢复后，再继续服药。

同样，在口服长效避孕药和注射复方长效避孕针后闭经，只要经医生检查不是怀孕，仍可按期服药或打针。孕激素避孕针或埋植剂引起的闭经，只要没有体重过度增加等其他症状，可以继续使用。如果闭经时间过长或同时合并其他症状，应停药观察。如3个月仍不来月经就应到医院检查闭经的原因。

避孕药应该如何服用

避孕药分为长效避孕药、短效避孕药和紧急避孕药。不同的剂型、剂量则使用的方法不同。女性服用避孕药时，一定要根据避孕药的种类来选择适当的时间进行口服。长效避孕药的服用方法为，一般在月经经期的第 5 天开始口服第 1 片药物，在 20 天之后服用第 2 片药物。短效避孕药的口服方法为，月经经期第 5 天开始口服，连续口服 22 天，每晚 1 片。紧急避孕药主要为其他避孕失败后 72 小时口服。

因为不良反应比较小的是短效避孕药，所以临床上推荐的是短效避孕药。短效避孕药市场上大概是 21+7 的模式，就是吃 21 天、每天 1 片，然后再停 7 天，一般从月经第一天开始吃的比较多。还有 24+4 的模式，就是后 4 天里面其实是没有激素的，为了怕忘记从月经第一天开始吃，吃到 28 天。所以使用的时候应该认真看使用说明，看看到底这个药是几天吃，有的是 1 天，有的是 5 天。不良反应可能有头晕、恶心、食欲减退等，但是这些不良反应大多数都可以消失，如果持续存在，就不能服用这种避孕药。避孕药可导致月经延期、稀发，甚至闭经，还可引起乳腺增生、子宫肌瘤等疾病，不可长期服用，女性最好选择适合的避孕方式。

㉑ 月经量多的常见原因及自我调理方法

如果来月经很频繁，如周期短于 21 天，或行经时间超过 7 天，或每次行经出血量很多，以上情况有一种出现或同时出现，就属于异常的子宫出血。伴随着月经频发、出血过多，还会出现头晕、乏力、心悸、失眠等一系列症状。出血过多会导致贫血，严重时还可发生出血性休克而危及生命。月经淋漓不止或月经频繁会令人惊恐不安。常见原因主要包括以下几种。

第一，全身性疾病，如再生障碍性贫血、血小板减少性紫癜、白血病等。如果有以上疾病存在，那么说明月经过多仅仅是这些疾病的伴随症状，而生殖器官和内分泌功能并没有异常。

第二，生殖器官本身的问题，如子宫、输卵管部位的炎症、宫内节育器的刺激、应用性激素或避孕药不当、生殖器外伤等。中年女性出血过多可能与子宫肌瘤、宫颈癌、子宫内膜腺癌、颗粒细胞癌或卵泡细胞癌等疾病有关。

第三，妊娠，如妊娠早期出血，多见于各种流产、宫外孕、葡萄胎、绒癌。妊娠晚期出血多见于前置胎盘、胎盘早剥、子宫破裂、产褥期出血、胎盘胎膜残留、胎盘附着部位复旧不良、子宫复旧不良等。

经血过多的女性要以调为养，不可过食辛辣温热饮食，也不可过劳或剧烈运动。具体建议如下。

适寒温

要根据气候环境变化，适当增减衣被，不要过冷、过凉。

适寒温

调情志

要保持心情舒畅，避免忧思郁怒，损伤肝脾，或七情过极，五志化火，扰及冲任而为月经疾病。

调情志

适劳逸

月经期间以调为养，不宜过度劳累和剧烈运动，过则易伤脾气，可导致统摄失职或生化不足而引起的月经不调。

适劳逸

节育和节欲

要重视节制生育和节欲防病，避免生育（含人工流产）过多、过频及经期、产后同房，否则损伤冲任、精血、肾气，导致月经失调。

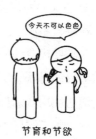

节育和节欲

节制饮食

不宜暴饮暴食或过食肥甘油腻、生冷寒凉、辛辣香燥之品，以免损伤脾胃而致生化不足，或聚湿生痰，或凉血、灼血引起月经不调。

节制饮食

平时注意增加营养，如牛奶、鸡蛋、豆浆、猪肝、菠菜、猪肉、鸡肉、羊肉等，增强体质。

增加营养

22 月经量少的常见原因及自我调理方法

月经量少是指月经周期基本正常，经血量明显减少，甚至点滴即干净，或者是经期缩短不足 2 天，经量明显减少，也称为月经过少。月经过少在青春期和育龄期可以发展为闭经，发生于更年期则进入到绝经状态。月经量少需要治疗，具体的治疗方法要针对原因来制定。在临床上，引起月经量少的原因主要有以下几个方面。

（1）卵巢功能衰退、甲状腺功能减退、高泌乳素血症、高雄激素血症、多囊卵巢综合征等内分泌紊乱性因素。患者首先需要检查性激素六项、甲状腺功能、脑垂体功能等。判断患者具体是哪一类型的内分泌失调，根据内分泌失调的具体情况再对症用药。如果是卵巢功能衰退，可以选择使用戊酸雌二醇片／雌二醇环丙孕酮片、雌二醇片／雌二醇地屈孕酮片加黄体酮等进行治疗。如果是高泌乳素血症，可以选择使用溴隐亭进行治疗。

（2）子宫内膜损伤，子宫内膜粘连或宫颈管粘连导致的月经量少。这种情况下可以先做宫腔镜行粘连分离手术，术后再选择使用戊酸雌二醇片、黄体酮来修复子宫内膜，或加用补肾活血的中药，比如坤泰胶囊、鹿胎膏等修复子宫内膜。

（3）患者有重度贫血或内科肿瘤性疾病，或者严重的胃肠道疾病等，导致月经量少，这种情况必须要根据病因进行治疗。

针对疾病性的月经量少需要去医院进行详细的检查与确诊，配合医生积极治疗。而针对非疾病性月经量少，女性朋友应该做好日常保健。

首先，饮食上要做到三餐规律、均衡营养。尤其是在月经前或月经期忌食生冷寒凉的食物，影响内分泌，还可能导致痛经。另外，要多吃含有铁和滋补性的食物，补充足够的铁质，以免发生缺铁性贫血。

其次，不要让自己太劳累。要保证充足的睡眠，避免过重的体力活动以及剧烈的运动。专家表示，最养肝血的不是食物，而是睡眠。最迟也要在晚上 11 点以前入睡，才能使肝血得到滋养。

第三，要学会调节自己的情绪。女性在月经期间本身情绪起伏就比较大，容易动怒。所以女性要学会懂得释放压力，保持积极平和的心态，避免负面情绪的侵扰，有助于保持月经正常。

23 月经稀发及其发病原因

月经周期延后，不能按期来潮，医学上称为月经稀发。凡月经周期在 36 天至 6 个月之间者，可诊断为月经稀发。病因可能是卵巢内的卵泡（卵子的前身物质）发育迟缓，以致迟迟达不到成熟阶段。其中有些患者可能是稀发排卵，每隔 40 余天或 2~3 个月排 1 次卵，称有排卵性月经，月经虽稀，但其血量及持续时间仍正常；另外一种情况是卵泡发育受阻，未达到充分成熟阶段即退化闭锁，而引起无排卵月经，经量可多可少，也可淋漓不断。

月经稀发常常是闭经的先兆，许多疾病像卵巢早衰、闭经溢乳综合征、多囊卵巢综合征等在闭经前都有月经稀发症状。炎症、放射治疗都能破坏卵巢组织，同样也会导致月经稀发。月经稀发患者应该到医院检查，然后根据不同情况进行治疗。

青春期少女多数属于功能失调性月经不调。女孩子进入青春期后，生殖器官不可能一下子发育成熟。出现了月经初潮之后，大多不会马上建立规律的月经周期，而是相隔数月、半年或更长时间来月经，这是因为青春期卵巢的功能尚不健全，分泌的激素很难稳定，加上子宫的发育尚不够成熟，会出现月经间隔过长的现象。甲状腺功能不足，新陈代谢过低，或有全身消耗性疾病、营养不良等，也会使卵泡发育时间延长，不能按时排卵。这些现象还可能与气候突变及剧烈的情绪变化有关。

对于已婚女性分两种情况。一种是由稀发排卵引起的月经稀发，常常会使怀孕的概率减少。如果患者希望生育，使用促排卵药物治疗可以促进生育；不要求生育，周期时间不长于两个月的人可不必治疗，但仍需要避孕。甲状腺功能低下的人可以补充甲状腺素。另一种为没有排卵性稀发月经，这种情况更需要应用促排卵药物促进生育，不要求生育的人也要每1~2个月肌内注射黄体酮3天，使子宫内膜脱落出血一次，以预防子宫内膜增生。若卵巢功能过于低下则诱发排卵效果差。中医治疗有效，但周期较长。

对于偶然出现的月经后延且伴有剧烈腹痛者，应及时进行检查，因为有可能是异常妊娠所致，必须及早查明原因，以免延误病情。

24 经期流鼻血是怎么回事

一些女性常会在月经期流鼻血，民间称为"倒经"，医学上称为"代偿性月经"。倒经表现为除阴道流血外，鼻子（或口腔）也会流少量的血，持续天数不等，多发于月经来潮前1~2天或行经期间，而且像月经来潮似的，具有周期规律性。

据临床观察统计，倒经以鼻出血较为常见。倒经的原因，一是在鼻中隔前下方有一个血管丰富而脆弱的区域，该区域对雌激素较为敏感。月经期女孩体内雌激素增多，受增多的雌激素刺激，该区域会出现鼻黏膜血管增生，肿胀充血症状，最后破裂流血。二是子宫内膜异位症的病灶在鼻黏膜处，经期来潮前一两天，保持情绪稳定、心情舒畅，多吃些蔬菜水果，多饮水，避免用力捏鼻子，可有效防范月经的倒行。

一般来说，倒经的出血量不会太多，绝不会超出一般月经量，对身体健康不会造成太大的影响，无须害怕。轻者可不予治疗，因为倒经不一定会终生出现，有时不治也可以自行消失，少女倒经流血较多时应及时到医院请耳鼻喉科医生诊治。如果未发现鼻腔畸形或有其他病症，可以鼻腔滴药（如麻典素）局部止血或自行局部压迫止血。也可在医生指导下，口服安络血、维生素 K_4 等止血剂等。

25 两次月经中间的出血是怎么回事

有些人在月经干净后七八天的时间里，有阴道少量出血现象，正好是排卵的日子，这时出血称排卵期出血。

为什么会出现排卵期出血呢？正常情况下，两次月经之间，也就是在排卵期，雌激素水平降低，但不会降得很低，这个水平足以维持子宫内膜不坏死脱落，因而不出血。如果这时雌激素水平降得过低，子宫内膜缺乏激素的支持，就会发生萎缩、脱落、坏死的现象，表现为阴道出血，这就是排卵期出血，排卵后，由于雌、孕激素水平逐渐上升，子宫内膜逐渐修复，出血也就自然停止了。

要确定排卵期出血并不难。一是根据临床表现，多发生于两次月经中间，于月经周期的第12~16天发作，呈周期性；有时伴有一侧下腹部胀痛、腰酸，白带增多、清稀。二是通过检查可以确诊，只要测量基础体温，在基础体温上升前后2~3日内有少量阴道出血，即可以确定为排卵期出血。

排卵期出血有时候量很少，仅见点滴出血。有时候则如少量月经，很少有多量出血，也很少有血块。少数人出血时间较长，直至下次月经来潮。有时候几次月经之后不治疗也能够自己恢复正常，有时候却反复多次出现。排卵期出血一般并不影响健康，但经常出血会给生活带来不便，同时也减少受孕的机会。因为在出血期间不宜过性生活，但此时正是排卵的时候，无同房当然减少了受孕机会，等到血止后再同房，卵子已经死亡了。

如果反复出现排卵期出血，量又较多，应该去医院检查。

26 闭经的常见原因及调理方法

少女到18岁还不来月经，或者月经已经来潮并建立了正常的月经周期的育龄期女性，超过 3 个月以上不来月经，而又没有怀孕，那就是有问题了，这种情况医学上称为闭经。闭经的常见原因及调理方法如下。

（1）对精神紧张、厌食、减肥、运动过量引起的闭经，应解除精神因素、环境因素及种种诱发因素，增加营养，适当休息，增强体质。同时可以配合中药、针灸调理。如果还不见好转可进行心理治疗。

（2）对引起闭经的器质性病变进行及时、恰当的治疗，如生殖道结核应给予抗结核治疗，垂体肿瘤可进行手术治疗，宫颈、宫腔粘连者进行扩张宫颈、分离粘连术，人工流产造成的闭经久治不愈者，可放置宫内节育器。

（3）对内分泌紊乱引起的闭经，应进行性激素治疗，模仿自然月经周期作替代治疗，停药后月经可来潮并出现排卵。如人工月经周期疗法、雌孕激素合并治疗等。

（4）有些患者下丘脑－垂体功能失调，使卵巢失去了性激素的刺激，而卵巢功能仍然存在，仅仅是因为卵巢没有接收到指令而没有排卵，这种情况可选用促排卵药物，排卵后子宫内膜发生周期性变化就会有月经来潮，同时可恢复生育功能。

（5）对于其他内分泌失调引起的闭经，应该用其他激素类药物进行调整，如用甲状腺素调节因甲状腺功能低下引起的闭经。

（6）如果是因垂体、卵巢或其他部位的肿瘤而致闭经，应考虑手术切除，必要时还应该进行放射治疗。先天性处女膜闭锁、宫颈口及阴道不通畅造成的青春期女子月经不来潮，可采用手术进行矫正。

27 经前紧张综合征的常见原因及调理方法

为什么有些人容易在月经来临前感到焦虑或忧伤，甚至做出让人觉得奇怪的事情？女性在月经前容易出现情绪不稳，如烦躁易怒、抑郁、易哭、思想不集中、精神紧张等现象，同时还伴有水肿、乳房胀痛、头晕、头痛、身体痛、恶心、暴食等症状，这些统称为"经前紧张综合征"。这种情况一般于月经来潮前 7 天开始出现，在行经前 2~3 天加重，通常会于月经来潮后迅速消失。

常见原因

迄今为止，医学家对这种现象还没有肯定的解释，他们认为可能与下列多种因素有关。

（1）水钠潴留。经前紧张综合征患者雌激素分泌增多，造成水钠潴留而出现水肿、腹胀。

（2）激素影响。由于体内雌激素过多而孕激素不足，人体的神经系统对激素的变化非常敏感，月经前激素水平的细微变化会令人出现明显的情绪方面的症状。还有人因经前期血中催乳素水平升高，从而引起乳房胀痛。

（3）精神神经因素。经前紧张综合征好发于平时精神紧张、工作压力大的人身上，这与个体差异、性格经历、身体状况等有关。

（4）维生素缺乏。维生素 A、B 族维生素缺乏可影响雌激素在肝内的代谢，影响激素平衡。

调理方法

对这种疾病的治疗方法主要是服用利尿剂，纠正水钠潴留；服用安定等控制精神症状；也可用激素治疗，抵消过量的雌激素。中药治疗本病效果也不错，可在医生的指导下服用中药进行调理。经前紧张综合征的常见调理方法主要如下。

（1）减少盐类摄取。过多的盐容易加重水分淤积，出现浮肿。

（2）合理饮食。饮食以低盐、低蛋白质为主，及时补充蔬菜、水果、谷类食物、适量的维生素、矿物质等；限制饮酒及饮用咖啡等。

（3）足够的睡眠。充足的睡眠可以缓解紧张与疼痛。

（4）运动。运动可以减轻压力，消除水肿。散步、游泳、郊游等可有效缓解经前紧张综合征。所谓规律的运动是指每周 3 次，每次 30~45 分钟。

（5）乐观自信。保持良好的心理状态，做到乐观自信、心胸豁达，合理安排生活、工作和学习，有利于良好睡眠。

患有经前紧张综合征的女性会不由自主地痛恨月经，这种情绪只会加重不适的症状，有百害无一利。不要以为月经是一件很麻烦的事，要知道月经的根本意义在于代表了一种女性的特质与能力，这种成熟的特质与生育的功能是人类生命的根源，如期而至的月经是身体健康、功能健全的最好显示。当然，若不适的情况太严重，还是要去看医生，检查身体是否有其他问题。

28 痛经不可忽视

痛经是年轻女性常见的一种功能性疾病。疼痛常在阴道出血前数小时出现，行经第一天疼痛达高峰，持续数小时至 2~3 天不等。疼痛的轻重程度也多不同，严重的人不能够耐受，并可出现头晕、呕吐、低血压、面色苍白及出冷汗等症状。

痛经为什么不可忽视？说起痛经，除经期或经期前后的下腹疼痛、坠胀不适、腰酸等外，有时疼痛可以向肛门处放

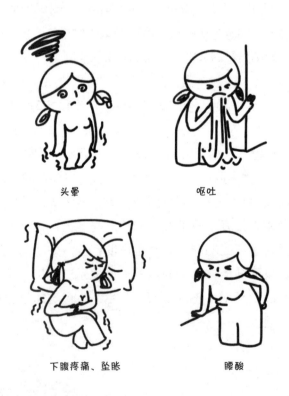

头晕　　　　　　　呕吐

下腹疼痛、坠胀　　　腰酸

射，甚至大小便时也会加重疼痛。疼痛时间从一两天到持续整个经期，严重者在非月经期也会有症状。有些女性痛经的症状会逐渐减轻，特别是从月经初潮时就痛经的人，结婚后或生育后症状都有可能减轻。对于那些疼痛程度越来越重、疼痛时间越来越长的人，及时就诊才是正确选择。痛经所提示的疾病可大致分为以下几类。

（1）经期的腰痛可能是因为子宫后位或其他疾病所致。

（2）经期发热、下腹坠痛可能是患了盆腔炎。

（3）正常经血呈暗红色，如果经血颜色为淡茶褐色，或气味发生变化，同时伴有体温升高和下腹痛，则可能患了子宫内膜炎。

（4）如果痛经越来越严重、持续时间越来越长，则可能患上子宫内膜异位症。这些疾病如果不及时治疗，后果会很严重。

另外，有的女性借助保健食品或"小窍门"缓解一时之痛，比如：每晚睡前喝一杯加蜂蜜的热牛奶，自觉可以缓解甚至消除痛经之苦。实际上这种办法只具有辅助治疗的作用，因为这两种食物含有钾和镁，能缓和情绪、抑制疼痛，有助于身体放松，消除紧张心理，减轻压力。如果症状未得到缓解，绝不能以这些方法来替代就医和治疗。

延伸阅读

缓解痛经这样做

下面的一些建议，也许是老生常谈，但是它们对于治疗和缓解痛经是非常重要的。

（1）避免寒冷。大部分痛经者的病因与寒冷有关，在寒冷的天气里不注意保暖，夏日贪食冷饮，都可以引起痛经。在行经时尤其不能吃雪糕、饮冰水，不能涉水、洗冷水浴或游泳。

（2）讲究卫生。某些痛经是由于不注意个人卫生所造成的。如经期性交、外阴不洁、细菌上行感染等所引起子宫内膜炎、宫颈炎、子宫内膜结核等。在经期，盆腔血液循环增加，丰富的血液供应使致病菌大量繁殖，造成炎症加重，于是出现痛经。讲究个人卫生，特别是月经期的卫生，对于痛经的康复有着很大帮助。一定要禁止经期性交、坐浴等。平时要勤洗外阴部，注意冲洗阴道；要穿纯棉透气的内裤，而且要每天换洗；卫生巾、护垫要清洁，杜绝细菌上行感染。另外，月经期间经血量多时要及时去卫生间排解，因为痛经者子宫内膜内的肾上腺素较多，不及时排出经血会使经血中的肾上腺素重新吸收回子宫，造成子宫内肾上腺素水平增高，引起强烈宫缩。

（3）注重饮食。一般来讲，痛经者不宜过多食用寒凉等性质的食物，如海鲜、鸭肉等。可多食用一些温热、行气通淤的食物，如牛羊肉、荔枝、生姜、橘子、萝卜、茴香、山楂等。川椒、桂皮、八角等热性佐料可在炖肉、煲汤时加入。以上食物性温热，妇科炎症的急性期不宜过多食用。每天摄取适量的维生素及矿物质，对减轻痛经也有帮助。要做到这一点可以通过多吃坚果，如开心果、腰果、松子、瓜子以及蔬菜、水果等得到补充。

（4）经常运动。这一点对于那些长期在写字楼、办公室工作的女性极为重要，运动可能使女性健康，登山、游泳、郊游、打球以及去健身房，选择一项你自己喜爱的运动，会让你的体质有很大的改善。当你身体的防御系统变得坚固起来的时候，病痛就会悄然退却。

（5）调节情志。聪明的女性应该学会让自己快乐，当周围环境给我们带来压力和烦恼的时候，要想办法化解，善于摆脱困境才能使自己得到解脱。精神上的压力可导致痛经，而长期痛经者每至月经来临时又会加剧精神负担，使自己陷入恶性循环。因此，放松心情，抛开烦恼，保持身心愉悦，对痛经者来说是非常重要的。对于精神负担过重不能自我排解者，可寻求心理医生的帮助。

29 痛经与子宫内膜异位症

痛经是年轻女性常见的一种功能性疾病。疼痛常在阴道出血前数小时出现，行经第一天疼痛达高峰，持续数小时至 2~3 天不等。疼痛的轻重程度也多不同，严重的人不能够耐受，并可出现头晕、呕吐、低血压、面色苍白及出冷汗等症状。

如果痛经越来越严重、持续时间越来越长，则可能患上子宫内膜异位症。

大约有 15% 的女性患有子宫内膜异位症。那么子宫内膜异位症到底是怎么一回事呢？子宫内膜异位症就是本该在子宫里的内膜跑到了其他部位，如卵巢、肠壁、子宫与直肠中间、子宫肌层等，甚至在鼻黏膜、肺部也能发现子宫内膜的影子。更为奇妙的是，不管是待在子宫里的内膜组织，还是流窜到子宫外面的内膜组织，都会接收到性激素发出的信号，出现增生—脱落（出血）—增生这样的周期。黏在卵巢、子宫肌层、肠道上的内膜组织，到了剥落出血时，血液不像子宫内的经血可以顺着阴道排出，它们被关在腹腔里，无法排出，从而刺激了该部位的组织，引起疼痛。更可悲的是，这些无法排出的经血，又通过体内的信息系统发出信号，使前列腺素增加，引起该部位的肌肉和子宫一起强烈收缩，因此就出现痛经和下腹部多部位的疼痛。

子宫的强烈收缩使子宫内的出血量增加，造成月经过多；盆腔内的子宫内膜反复出血，长期积聚，形成肿块，不但使痛经逐月加重，还会在性交时引起疼痛。如果内膜长在卵巢，就会影响卵巢的功能，造成不孕。这些症状严重地影响着女性的生活质量和婚姻质量。倘若子宫内膜生长在有出口的部位，还会出现不同部位周期性出血，如子宫内膜生长在直肠可出现经期便血，在膀胱则引起经期血尿，在鼻腔引起经期鼻出血，而在肺部则出现经期咳血。子宫内膜异位症不仅可造成痛经、月经不调、性交痛，还能导致不孕，治疗起来也颇费周折。

什么是"倒经"

有的女性每当月经来潮时，经常出现咯血、鼻腔出血，甚至外耳道流血、眼睛结膜出血、便血等，这在医学上称之为"代偿性月经"，俗称"倒经"。代偿性月经发生在鼻黏膜的情况最常见，约占 1/3。其次可发生在眼睑、外耳道、皮肤、胃肠道、乳腺、膀胱等处。重者可出现只有代偿性月经而没有正常的月经，或者代偿性月经出血量多，子宫出血量少。

难道五官与子宫相连吗？在鼻腔鼻中隔的前下方分布着丰富的毛细血管网，这些小血管既浅又脆弱，极易发生出血。鼻黏膜上皮细胞某些特殊部位对卵巢雌激素水平的变化十分敏感，在雌激素的刺激下，可使鼻腔黏膜发生充血、肿胀，甚至像子宫内膜一样，随着雌激素水平的骤然下降而发生周期性出血，并非是子宫中的血跑到鼻子中去了。

还有的人出现"倒经"是由于子宫内膜移位到肺内去了，医学上称为"子宫内膜异位症"，或者子宫内膜被移到子宫以外的其他地方，也叫"子宫内膜异位症"。妇女在月经来潮时，或因刮宫、剖腹产、子宫切除手术等，引起子宫内膜的脱落，其碎片可随着血液、淋巴液的流动而转移到肺部、消化道和皮下组织等部位。当月经来潮时就表现为异位的子宫内膜和原位的子宫内膜同时受雌激素的调节，发生周期性增生和脱落，在脱落时即可发生痰中带血或咯血、周期性血尿、呕血、便血及皮下出血等。如肺内带有子宫内膜，除了经期"倒经"外，往往还同时伴有痛经、月经紊乱和不孕症。到了绝经期，随着月经的停止，咯血也不再发生。其他"倒经"一般出血量不大，对人体健康影响也不大，但如果是鼻出血，则应就医处理。

第三章　卵巢和输卵管健康

——预防卵巢早衰　输卵管"不堵车"

① 卵巢的主要功能与作用

卵巢属于女性的内生殖器官，呈扁椭圆形，位于骨盆之中，属于性腺，正常的情况在下腹部摸不到。卵巢功能如果良好，可以表现为月经周期规律，女性性征正常，并且正常的性生活以后可以受孕；而如果卵巢功能不好，就会表现为月经紊乱、内分泌失调，一部分女性可能还会表现为精神异常，出现烦躁易怒等症状。卵巢在青春期以前体积比较小，青春期到育龄期大小约4厘米×3厘米，重5~6克，而在断经以后，卵巢也会逐渐萎缩，变小、变硬。

卵巢的功能主要有以下两方面。

（1）产生卵细胞并促卵泡排出。卵巢在胚胎时期生成，而且产生卵细胞，随着卵巢功能的完善，卵细胞发育成熟而排出体外。一个卵巢有很多卵细胞，但每月发育成熟的只有一个。一般情况下，两边卵巢轮换排卵。

（2）分泌部分性激素，如雌激素、孕激素及少量雄激素。雌激素的作用是促进女性生殖系统发育，促进子宫内膜增生增厚，维持女性特征；孕激素的作用是促进子宫内膜分泌及乳腺腺泡的增长等，维持月经期间体温稳定，促使子宫内膜分泌而利于受孕；少量雄激素与雌、孕激素一起维持内分泌稳定。

② 输卵管的功能以及输卵管不通的常见症状

输卵管，顾名思义，就是输送卵子或者受精卵的一个管道。输卵管位于女性盆腔内，共有两条，分布在子宫的左右两侧，每条长度为 8~14 厘米，由子宫到卵巢共分为四段，分别是间质部、峡部、壶腹部和伞部。输卵管是女性身体内非常重要的一个生殖器官，它主要起到运送精子，摄取卵子及把受精卵运送到子宫腔的作用。

当女性卵巢排卵之后，输卵管伞部就会利用其指状突起发挥拾卵作用，及时将卵子摄入输卵管内，同时会运输到输卵管壶腹部等待精子前来受精。受精后，输卵管运用其蠕动功能和内膜纤毛的摆动功能将受精卵运输到子宫腔内进行着床，继续妊娠。所以，输卵管的作用就是为精卵相合提供场所，并将受精卵运输至宫腔妊娠。

需要注意的是，输卵管易受到炎症的侵袭形成慢性输卵管炎，引起输卵管管腔堵塞，这时就会直接影响精子和卵子受精，造成不孕不育。输卵管炎症可以破坏纤毛功能和输卵管蠕动功能，造成受精卵不能及时到达子宫腔，而停留于输卵管某个部位妊娠，则形成异位妊娠。

输卵管不通常见的症状如下。

月经不调

输卵管堵塞后会出现月经失调的情况，因为输卵管和卵巢相邻，会影响到卵巢功能，导致月经异常的出现。

腹部不适

腰背部、骶部会有酸痛、发胀、下坠的感觉等。

不孕症

输卵管不通畅，占女性不孕的 25%~35%。一般来说，输卵管不通没有典型的症状，最常见的表现是不孕。

输卵管不通的症状容易与其他疾病搞混，所以要想确定是否输卵管不通还要到正规的医院做检查。

③ 卵巢早衰及其发病原因

卵巢早衰（POF），是指已建立规律月经的女性，40 岁以前，由于卵巢功能衰退而出现持续性闭经和性器官萎缩，常有促性腺激素水平的上升和雌激素水平的下降，其临床表现为闭经、少经，伴不同程度的潮热多汗、心烦、失眠、阴道干涩、性欲下降等绝经期前后的症状，使患者未老先衰，给其身心健康和夫妻生活带来极大的困扰。据统计，卵巢早衰的发病率在一般人群中占 1%~3%，近年来有上升的趋势。

卵巢早衰是一种病因复杂的妇科内分泌疾病，其原因较为复杂且无定论，可能与下列因素有关。

精神压力过大

有些女性长期处于工作、社会、家庭等多方面的压力之中，导致自主神经紊乱，影响人体的内分泌调节，出现疲劳、月经不调等症状，以致卵巢功能下降，激素水平降低或突然消失，更年期提前。

遗传

卵巢早衰可能与患者染色体异常的遗传因素有关。

腮腺感染

病毒感染也可能是引起卵巢早衰的原因，目前已发现，幼年时患过病毒性腮腺炎的人易发生卵巢早衰。

自身免疫性疾病

卵巢功能过早衰退可能是免疫系统错误地将卵巢组织内的生殖细胞当作外来异物进行攻击、杀戮的结果。

性染色体异常

如决定性腺分化的 X 染色体上基因异常而影响性腺发育。

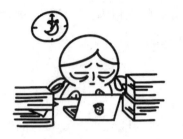

精神压力过大

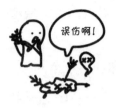

自身免疫性疾病

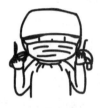

卵巢手术

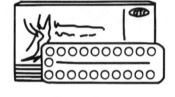

药物毒性作用

卵巢手术

　　40 岁以前因子宫肿瘤或卵巢肿瘤切除了卵巢，身体的正常生理环境中突然失去了性腺和性激素的调节，以致手术后不久提前出现更年期综合征。

药物毒性作用

　　长期服用避孕药的女性其卵巢功能因长期受到抑制而导致紊乱，无法正常分泌性激素，亦无法正常排卵，最终卵巢功能衰退。

卵巢早衰常见的八大征兆

卵巢早衰对女性的伤害是比较大的，而且会带来比较大的影响以及危害，如果不及时进行控制对生活以及工作也会产生影响。女性朋友可以通过日常适当的早期观察，发现相关症状及时去医院做相关检测，进行早期控制，预防疾病的发生发展以及对身心造成的影响。

月经紊乱

月经紊乱是卵巢早衰患者常见的且最早出现的症状。卵巢早衰主要表现为经期提前或退后，经量突然增多或减少，月经颜色呈现紫红或淡红色，经血稀薄或浓稠等。

生殖道变化

有些卵巢早衰的女性，在性交时会出现疼痛或性交困难现象，阴道会有烧灼感，白带色黄且有臭味。有的卵巢早衰患者会因宫颈管萎缩闭锁而出现子宫积脓，或者子宫等生殖器官出现萎缩。

不孕

卵巢是生产卵子的器官，如果卵巢出现问题，就会直接影响女性的生殖功能。卵巢功能的下降及卵巢的萎缩会导致不孕的发生。

精神不集中

卵巢早衰患者容易出现记忆力减退、忧虑、易激动、失眠、注意力不集中等现象。

尿道疾病

卵巢早衰患者由于雌激素减少使尿道和膀胱萎缩，造成尿频、尿急、尿失禁等现象。

骨质疏松

卵巢早衰患者大多伴有骨质疏松，表现为颈、腰、背、肩、膝盖、手臂的酸痛，骨折发生率大幅度提高。

皮肤暗黄

卵巢早衰患者的面部、手背或小腿上的皮肤容易出现皱纹、丧失弹性、色素沉着，此外，其毛发还会逐渐脱落并出现白发。

血管舒缩综合征

卵巢早衰患者通常会患有血管舒缩综合征，表现为皮肤潮红、出汗、潮热、眩晕等。其典型症状为潮热汗出，每天数次甚至数十次不等，每次持续时间为数秒钟至数分钟。

5 卵巢早衰的预防与保健

从预防角度来说，首先家长要预防青春期女孩患上腮腺炎，如患腮腺炎要及时治疗，防止并发卵巢炎。其次家长要密切观察与了解青春期女孩的发育过程是否正常，尤其是月经情况，发现异常要及时到医院治疗。对一般女性而言，其预防与保健的措施如下。

（1）强身健体，调畅情志。

（2）出现症状及时就医。特别是幼年曾患过病毒性腮腺炎，或是患有自身免疫性疾病，或曾有过病毒感染的人，如若出现月经不调或闭经，应及时就医。

（3）长期服用避孕药的女性出现月经减少时应及时停药。

（4）病愈防复，药食同疗。多吃蔬菜瓜果，如莲子、黑木耳等，保证维生素 E、维生素 B_2 的供应。卵巢早衰如果不积极治疗，任其闭经，雌激素水平持续低下，会使患者产生类似更年期与老年期的变化，如发生骨质疏松、心血管病变后形成冠心病、出现脂肪代谢紊乱等。所以，即使不希望生育的卵巢早衰患者，为了身体健康，也应该采取激素替代疗法，以提高生活质量。

6 多囊卵巢综合征与不孕

多囊卵巢综合征是最常见的妇科内分泌疾病之一，它的主要临床表现有月经失调、不孕、多毛和肥胖。患该病者大多为年轻女性，以22~31岁居多。

（1）月经失调的表现形式以继发性闭经为主，也可表现为月经稀发、功能性子宫出血、无排卵月经等。

（2）多囊卵巢综合征最显著的特征是无排卵。由于没有排卵，所以卵巢只分泌雌激素和雄激素，而不分泌孕激素。雌激素刺激子宫内膜增生。而孕激素使子宫内膜发生分泌反应。如果子宫内膜长期受雌激素的作用而无孕激素的作用，就会发生子宫内膜增生和子宫内膜癌。另外，也是因为多囊卵巢综合征患者不能排卵，所以她们无法自然怀孕，多囊卵巢综合征患者是最常见的不孕症患者。

（3）高雄激素血症是多囊卵巢综合征的另外一个重要特征。多囊卵巢综合征患者的卵巢分泌大量的雄激素，从而使她们出现雄激素过多的表现，包括长胡须、阴毛过多、痤疮过多等。这些情况可能会对女性的外貌有一定影响。

（4）高胰岛素血症是近年来发现多囊卵巢综合征的另一个重要特征。高胰岛素血症患者容易出现糖尿病及心脑血管疾病，因此多囊卵巢综合征也是糖尿病及心脑血管疾病的高危因素。

延伸阅读

女性体内的特殊激素及生理功能

女性激素是女性健康成长的重要保证，它不仅滋养着生殖细胞，维护着生殖功能，而且对全身400种细胞产生着巨大影响。在女性的成长中，女性激素对女性情感的催生和成熟，情绪的控制和把握也起着十分重要的作用。与女性生殖器有关的激素主要是雌激素、孕激素、雄激素、促卵泡激素（FSH）和促黄体生成素（LH）。最主要的 3 种女性激素及其功能如下。

雌激素：它的作用是促使第二性征发育，促进生殖器官发育，并使子宫内膜增生。保持女性的心理和行为特征。

孕激素：只有排卵后卵泡才分泌孕激素，它与雌激素协同发挥作用，使已增生的子宫内膜呈周期性改变，以适合胎儿生存。在妊娠期，体内雌、孕激素很多，能够抑制排卵，防止再次受孕。

雄激素：主要由肾上腺皮质合成，卵巢分泌的量较少。女性体内的雄激素能促进肌肉、骨骼及毛发生长，所以雄激素也是不可缺少的性激素。

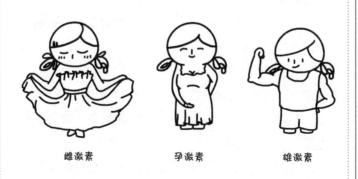

雌激素　　　　孕激素　　　　雄激素

雌激素

雌激素主要由卵巢合成，其主要生理功能如下。

（1）促使子宫内膜发育，肌肉变厚，血运增加，并使子宫收缩力增强，增加子宫平滑肌对催产素的敏感性。

（2）使子宫内膜增生。

（3）使子宫颈口松弛，宫颈黏液分泌增加，质变稀薄，易拉成丝状。

（4）促进输卵管发育，加强输卵管节律性收缩的振幅。

（5）使阴道上皮细胞增生和角化，阴唇发育丰满。

（6）使乳腺管增生，乳头、乳晕着色。

（7）促进其他第二性征的发育。

（8）雌激素对卵泡的发育是必需的，从始基卵泡发育到成熟卵泡的过程中起一定作用，有助于卵巢积储胆固醇。

（9）通过对丘脑下部的正负反馈调节，控制脑垂体促性腺激素的分泌。

（10）对新陈代谢有一定作用，促进钠与水的潴留。在脂肪代谢方面，可使总胆固醇水平下降，β-脂蛋白减少，胆固醇与磷脂比例下降，有利于防止冠状动脉硬化症的发生。

（11）能促进骨中钙的沉积，青春期在雌激素影响下可使骨骼闭合。绝经期后由于雌激素缺乏而易引发骨质疏松。

孕激素

孕酮是卵巢分泌的具有生物活性的主要孕激素，在排卵前孕酮的产生量为2~3毫克/天，主要来自肾上腺。排卵后，上升为20~30毫克/天，绝大部分由卵巢内黄体分泌。

孕激素的主要功能如下。

（1）使子宫肌肉松弛，活动能力降低，对外界刺激的反应能力低落，降低妊娠子宫对催产素的敏感性，有利于孕卵在子宫腔内生长发育。

（2）使增生期子宫内膜转化为分泌期内膜，为受精卵着床做好准备。

（3）使子宫颈口闭合，黏液减少，变稠，拉丝度降低。

（4）抑制输卵管肌肉节律性收缩的振幅。

（5）使阴道上皮细胞脱落加快。

（6）在雌激素影响的基础上，促进乳腺腺泡的发育。

（7）通过对丘脑下部的负反馈作用，影响脑垂体促性腺激素的分泌。

（8）孕激素能通过中枢神经系统起到升温作用，正常女性在排卵后基础体温可升高0.3~0.5摄氏度，这种基础体温的改变可以作为排卵的重要指标，即排卵前基础体温低，排卵后由于孕激素作用基础体温升高。

（9）孕激素在新陈代谢方面能促进水与钠的排泄。

从以上功能可以看出，雌激素的作用主要是促使女性生殖器和乳房的发育，而孕激素则是在雌激素作用的基础上，进一步促进它们的发育，为妊娠准备条件，两者之间有协同作用；另一方面，从子宫的收缩，输卵管的蠕动，子宫颈黏液的变化，阴道上皮细胞角化和脱落，以及钠和水的排泄等方面来看，雌激素与孕激素又有拮抗作用。

雄激素

雄激素是女性体内一种重要的性激素，女性体内的雄激素主要是由肾上腺皮质和卵巢分泌的，此外，卵巢合成雌激素的中间产物雄烯二酮在外周组织中也能被转化为雄激素——睾酮。雄激素在女性体内的主要作用如下。

（1）雄激素是合成雌激素的前体，所以促进雌激素的合成是女性体内雄激素的主要功能。

（2）维持女性正常生殖功能。

（3）保持女性阴毛、腋毛、肌肉及全身正常发育。

（4）少女在青春期生长迅速，也有雄激素的影响。

但是，如果女性体内雄激素分泌过多，由于雄激素能抑制下丘脑对促性腺激素释放激素的分泌，并有对抗雌激素的作用，所以会使卵巢功能受到抑制而出现闭经，甚至男性化表现。同时会导致内分泌失调，引发痤疮、多毛等症状。

7 常见的卵巢肿瘤及其分类

卵巢肿瘤是妇科的恶性疾病之一，在女性一生中任何年龄均可发病。总体上，卵巢肿瘤可分为良性卵巢肿瘤和恶性卵巢肿瘤。

（1）良性卵巢肿瘤占卵巢肿瘤的75％，多数呈囊性，表面光滑，边界清楚，可活动，常见类型包括如下几类。

浆液性囊腺瘤

约占卵巢良性肿瘤的25％，常见于30~40岁患者。以单侧为多。外观呈灰白色，表面光滑，多为单房性，囊壁较薄，囊内含淡黄色清亮透明的液体，有部分病例可见内壁有乳头状突起，群簇成团或弥漫散在，称乳头状浆液性囊腺瘤。乳头可突出囊壁，在囊肿表面蔓延生长，甚至侵及邻近器官，如伴有腹水者，则多已发生恶变。

黏液性囊腺瘤

占卵巢良性肿瘤的15％~25％，常见于30~50岁。多为单侧。肿瘤表面光滑，为蓝白色，呈多房性，囊内含藕粉样黏液，偶见囊壁内有乳头状突起，称乳头状黏液性囊腺瘤。若囊壁破裂，瘤细胞可种植于腹膜及内脏表面，产生大量黏液，称腹膜黏液瘤。

成熟畸胎瘤

又称囊性畸胎瘤或皮样囊肿。占卵巢肿瘤的10％~20％，占畸胎瘤的97%。大多发生在生育年龄。肿瘤多为成人手拳大小，单侧居多，外观为圆形或椭圆形，呈黄白色，表面光滑，囊壁较厚，切面多为单房，囊内常含皮脂及毛发，亦可见于牙齿、骨、软骨及神经组织，偶见甲状腺组织。

（2）恶性卵巢肿瘤占卵巢肿瘤的25％，常见类型如下。

浆液性囊腺癌

是最常见的恶性卵巢肿瘤，占卵巢恶性肿瘤的40％~60％。发病年龄在40~60岁。肿瘤呈囊性或囊实性，组织软而脆，表面呈菜花样，囊内充满菜花状乳头。常合并腹水，晚期则常有盆腔腹膜、大网腹等处的肿瘤种植和转移。

黏液性囊腺癌

发生率仅次于浆液性囊腺癌，表面光滑，呈结节状，囊内为黏液，亦可见乳头状突起。

子宫内膜样癌（腺癌）

少见，约占卵巢恶性肿瘤的 20%，常为中等大小，切面实性或部分囊性，表面有乳头状突起。组织类型与子宫内膜腺瘤相似。

8 卵巢囊肿的常见症状

卵巢囊肿属于良性卵巢肿瘤，在早期并无明显的临床表现，患者往往因其他疾病就医，在行妇科检查时才被发现。之后随着囊肿的生长，患者有所感觉，其症状与体征因囊肿的性质、大小、发展、有无继发变性或并发症而不同，主要表现在以下几个方面。

下腹不适感

下腹不适感是患者未触及下腹肿块前的最初症状。由于肿瘤本身的重量以及受肠蠕动及体位变动的影响，使囊肿在盆腔内移动牵扯其蒂及骨盆漏斗韧带，以致患者有下腹或髂窝部肿胀、下坠等感觉。

腹围增粗、腹内肿物

是主诉中最常有的现象。患者觉察自己的衣服或腰带显得紧小，方才注意到腹部增大，或在晨间偶然感觉到，自己按腹部后发现腹内有肿物，加之腹胀不适。

腹痛

如肿瘤无并发症，极少疼痛。因此，卵巢囊肿患者感觉腹痛，尤其突然发生者，多系囊肿蒂发生扭转，偶或为囊肿破裂、出血或感染所致。此外，恶性囊肿多引起腹痛、腿痛，疼痛往往使患者以急症就诊。

月经紊乱

一般卵巢，甚至双侧卵巢囊肿，由于并不破坏所有的正常卵巢组织，故多半不引起月经紊乱。有的子宫出血并不属于内分泌性，或因卵巢囊肿使盆腔的血管分布改变，引起子宫内膜充血而起；或由于卵巢恶性肿瘤直接转移至子宫内膜所致。

压迫症状

巨大的卵巢囊肿可因压迫横膈而引起呼吸困难及心悸，卵巢囊肿合并大量腹水者也可引起此种症状。但有的卵巢肿瘤患者的呼吸困难系由一侧或双侧胸腔积液所致，并且往往合并腹水。巨大的良性卵巢囊肿充盈整个腹腔，使腹腔内压增加，影响下肢静脉回流，可导致腹壁及双侧下肢水肿；而固定于盆腔的恶性卵巢囊肿压迫髂静脉，往往引起一侧下肢水肿。盆腹腔脏器受压，发生排尿困难、尿潴留、便急或大便不畅等现象。

卵巢囊肿的并发症

若患者突然腹部像针刺般剧烈疼痛，并伴有恶心、呕吐，严重时还可出血，可能是囊肿过大或生长过快发生蒂扭转或囊肿破裂，必须急诊送医院进行手术治疗。若患者有发热、腹痛，肿物有明显的压痛，查白细胞总数升高，可能是急性盆腔感染。若肿物在短期内生长迅速，患者有食欲不振、消瘦等症状，检查肿物较大，软硬不均，小心可能是良性肿瘤已恶化，应尽早进行手术，之后配合药物治疗。

⑨ 卵巢囊肿常见的并发症

蒂扭转

该并发症较常见，为妇科急腹症之一。多见于瘤蒂长，中等大小、活动度大、重心偏向一侧的囊性肿瘤，多发生在体位急骤变动时、妊娠早期或产后。蒂扭转后，由于肿瘤静脉回流受阻，引起充血，呈紫褐色，甚至血管破裂出血。可因动脉阻塞致肿瘤发生坏死、感染。急性蒂扭转时，患者突然发生下腹剧烈疼痛，严重时可伴恶心、呕吐，甚至休克。检查时患侧腹壁肌紧张，压痛显著，肿块张力较大。一经确诊后，应立即手术切除肿瘤。术时勿将扭转之蒂转回，宜在蒂扭转部近侧钳夹切断，防止血栓脱落进入血液循环。

肿瘤破裂

可因囊壁缺血坏死或肿瘤侵蚀穿破囊壁引起自发性破裂；或因受挤压、分娩、妇科检查及穿刺致外伤性破裂。破裂后囊液流入腹腔，刺激腹膜，可引起剧烈腹痛、恶心、呕吐，甚至休克。检查时有腹壁紧张、压痛、反跳痛等腹腔刺激体征，原肿块缩小或消失。确诊后，应立即剖腹探查，切除囊肿，清洗腹膜。

感染

较少见，多继发于肿瘤蒂扭转或破裂等。主要症状有发热、腹痛、白细胞升高及不同程度腹膜炎。应积极控制感染，择期手术探查。

恶性病变

卵巢良性肿瘤恶变多发生于年龄较大尤其是绝经后的女性，肿瘤在短期内迅速增大，患者感觉腹胀，食欲不振，检查肿瘤体积明显增大，固定，多有腹水。当怀疑卵巢肿瘤有恶变时，应及时处理。

⑩ 早熟的女性应特别警惕卵巢肿瘤

早熟的女性虽然不多见，但一旦出现早熟，就应当警惕是否患有卵巢肿瘤。

女性早熟一般是指在 10 岁左右就开始有月经，或者与同龄女性相比，乳房异常增大、外阴高度发育、阴毛生长迅速等。

卵巢肿瘤是一种常见的妇科肿瘤疾病，其发病率仅次于宫颈癌，约占25％，未婚女性较多见。患者除因内分泌紊乱、雌激素偏高导致上述性早熟现象之外，由于她的卵巢此时尚未深入骨盆，往往在脐周或下腹可突然发生疼痛，有时还可累及腿部。此类疾病常被误诊为痛经，使肿瘤得不到及时治疗。如果未婚女性卵巢出现肿瘤，由于肿瘤压迫泌尿系统，还可出现尿急、尿频或排尿困难等情况，有的患者还会有腹胀感，若用手触摸可在下腹部一侧摸到球形肿块，大小不一，表面光滑，且日益向上增大。女性早熟与卵巢肿瘤的病理关系虽未见有深入透彻的文献报道，但两者的联系已经被很多医学家们发现。

卵巢癌早期的信号

卵巢癌的发病率仅次于宫颈癌和子宫内膜癌。卵巢癌一般不易在早期发现，在初诊的卵巢癌患者中，有60％~70％已属晚期。因此了解卵巢癌的早期警报信号是非常必要和重要的。卵巢癌的早期警报信号如下。

（1）发育年龄前女性出现特异性早熟及阴道出血。

（2）生育年龄女性性亢奋或月经失调。

（3）非绝经期女性月经量减少或闭经。

（4）老年女性绝经后阴道又出血。

（5）久治不愈的附件炎。

（6）非消化不良的腹胀不适。其原因在于肿瘤压迫并在腹腔内牵及周围韧带所致，加之少数患者有或多或少的腹水产生，使患者常有腹胀感。

（7）下腹部一侧可扪及肿块，容易滑动，有弹性，肿块增大时固定不移。

（8）下腹部有不明原因的不适，时有隐痛、坠胀感，常伴纳差、恶心、胃部不适等消化道症状。

（9）腹水，下肢及外阴水肿，小便排泄不畅或排尿困难。

（10）肛门坠胀，大便习惯改变，可出现肠梗阻。

（11）进行性消瘦，并可出现慢性贫血。

12 卵巢癌的高发人群

下列人群为卵巢癌的高发人群，应特别引起警惕。

（1）患有不孕症的女性，排卵时间越长，患卵巢癌的危险性越大。

（2）55岁以上的未绝经女性。

（3）家族中有人曾患卵巢癌（母亲、姐妹、女儿、姨母、姑母、祖母）。

（4）长期接触石棉或滑石粉的女性。

（5）盆腔接受X线及绝经后使用雌激素的女性，均有发生卵巢癌的危险。

（6）在月经初潮前后曾患流行性腮腺炎的患者，因病毒侵犯卵巢，可引起卵巢损伤，造成卵巢早衰，以致易患卵巢癌。

（7）12~18岁患过风湿性疾病的女性，比未患过风湿性疾病的女性发生卵巢癌的危险性增加39倍。

（8）喜欢食用油煎食物与熏肉的女性。

13 引发卵巢癌的六大危险因素

初潮早，绝经晚

　　动物实验表明，排卵后卵巢上皮增生迅速，排卵点周围细胞分裂活跃。有报道表明，女性一生中的排卵周期越多，发生卵巢癌的危险性就越大，因此，初潮早、绝经晚是卵巢癌发生的危险因素之一。

未婚、未育、不哺乳

　　研究表明，未婚、未育（不孕）是发生卵巢癌的高危因素，原发不孕女性与经孕女性相比，其危险性前者比后者高 17 倍，且不孕年限越长，其危险性就越大，不孕年限达 15 年以上者，发生卵巢癌的危险性明显增高。第一次足月妊娠的保护作用最强，降低卵巢癌的危险性达 40%，流产、死胎及宫外孕亦可降低卵巢癌发生的危险性。哺乳，尤其是产后半年内进行母乳喂养，可降低卵巢癌发生的危险性，其保护作用最强，半年后逐渐减弱，累积哺乳时间越长，保护作用越强。

高脂饮食

高动物脂肪摄入增加卵巢癌的危险性，研究表明每日饮用全脂牛奶，可增加发生卵巢癌的危险性，饮用越多，危险性越大，饮用脱脂奶危险性降低。

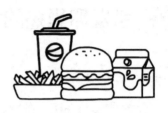

癌家族史

卵巢癌具有家族聚集倾向。卵巢癌家族史也是高危因素。另外，乳腺癌、子宫内膜癌及直肠癌家族史也是卵巢癌发生的危险因素。

接触滑石粉和石棉

实验研究表明，滑石粉和石棉可经阴道移行于腹腔，造成卵巢上皮的不典型增生，从而增加卵巢癌发生的危险性。

接触苯类化学物质

多环芳香羟、二甲基苯并蒽等化学物质，对卵泡可能有直接毒性作用，可增加卵巢癌发生的危险性。从事油漆职业的女性发生卵巢癌的危险性比一般人群高。

凡具有上述危险因素的女性应采取相应的预防措施，如提倡母乳喂养，合理调节饮食，避免接触滑石粉、石棉、苯等化学物质，同时定期到医院检查，以早期发现、早期诊断、早期治疗。

14 输卵管发育异常的常见类型

双侧输卵管缺如

常与子宫缺如、残遗子宫等类型的子宫畸形并发。

单侧输卵管缺如

常伴有同侧子宫缺如。

副输卵管

单侧或双侧，是输卵管发育异常中较常见的一种。即在正常输卵管附近有一小型输卵管，可具有伞部，近侧端有管腔与主输卵管管腔相通，但也可能阻塞。副输卵管口或罕见的双腔输卵管，可能就是畸形的变异。这些畸形可能成为不孕因素或诱发宫外孕。因此应予以切除，进行修复、重建。

输卵管畸形

输卵管发育不全、闭锁畸形、先天性闭合或伞部完全与一个纤维性条索连接，并向子宫延伸。这类畸形常导致不孕或宫外孕，且不易通过手术修复、重建。

输卵管中部节段状缺失

类似输卵管绝育手术的状态，缺失段组织镜下呈纤维肌性。如并存子宫畸形，则妊娠率锐减，并且进行输卵管成形手术后易发生宫外孕。

输卵管缩短、卷曲或呈囊袋状

这类畸形常见于其母亲孕期有服用己烯雌酚药物者。

15 输卵管炎症与不孕

输卵管是女性身体内很重要的一部分，是精子通过和精卵结合以及受精卵运行的要道，要想顺利怀孕，那就要保证输卵管是健康的。现实生活中有很多女性存在不同程度的炎症，有时候炎症会殃及输卵管，导致输卵管发生炎症。输卵管发生炎症就会使宫腔粘连、阻塞或影响输卵管正常蠕动和畅通，从而影响卵子的输送及精子的上行，使精子根本无法与卵子相遇，从而导致不孕。这种情况下即便精子与卵子结合了，也很容易发生宫外孕。因此输卵管炎症是很严重的，一定要积极规范地进行治疗。

> **延伸阅读**
>
> ### 输卵管不通怎么办
>
> 输卵管不通在育龄女性中较为常见，主要是由于妇科炎症、分娩、流产、宫腔内手术等因素引起

的。输卵管不通主要为输卵管粘连不通、输卵管炎症不通、输卵管扭曲不通、输卵管积液不通。发生输卵管不通该怎么办呢？

（1）物理治疗。包括微波、红外线、永磁旋振治疗等。物理治疗适用于各个部位的输卵管炎症引起的输卵管堵塞。这些方法属于无创治疗，可与药物配合治疗。

（2）手术治疗。对于输卵管间质部峡部堵塞，当其他方法治疗无效时，可考虑用经 X 线的输卵管介入复通术和经 X 线的输卵管介入治疗。对于输卵管积水引起的输卵管堵塞，现在西方国家只能采用腹腔镜手术或输卵管伞端造口手术治疗。

（3）微创技术治疗。微创技术可以避免传统通水、通气、通药等带来的痛苦和反复粘连等问题，而且手术可靠程度较高。

（4）药物治疗。主要采用中药治疗，一般以行气活血、祛瘀消肿、清热利湿为治疗原则，在饮食健康的基础上用相关汤药进行治疗。

预防输卵管不通需注意以下事项。

- 避免人工流产伤害。人工流产会对子宫和输卵管造成严重的伤害，诱发输卵管堵塞。人工流产后，子宫内膜会被削弱变薄，这时候子宫内膜非常容易受到细菌和微生物侵害，造成盆腔炎、尿道炎、子宫内膜炎，继而引发输卵管堵塞。

- 保持洁净卫生。要预防输卵管堵塞，前提就是注意自身的洁净卫生，每天都要进行生殖器部位的清洁，勤换内裤、毛巾、盆等，要和别人的分开来放，不然很容易造成多人交叉感染。

- 合理膳食，起居规律。不良的生活、饮食习惯可能导致输卵管堵塞。平时多吃一些健康绿色水果和蔬菜，饮用绿茶，可以有效帮助洗刷体内油脂。此外，保持正常的休息时间以及适度的运动量，对于改善输卵管堵塞有一定的效果。

- 性生活要适度。性生活是造成女性输卵管堵塞的一大原因，性生活时很容易将外界细菌、病毒带入女性阴道内，造成输卵管堵塞。专家建议男女在进行性生活前，要彻底洗干净外生殖器，保持卫生，这样进行性生活才能保持最佳的质量并防止输卵管堵塞。

16 急性输卵管炎的常见病因

输卵管炎症是妇科常见病，是引起女性不孕的主要原因之一。因此提醒广大女性朋友注意输卵管炎相关病因方面的预防，减少因为炎症而造成的不孕症。引发急性输卵管炎的"罪魁祸首"主要包括以下几个方面。

（1）分娩或流产后由于抵抗力下降，病原体经生殖道上行感染并扩散到输卵管、卵巢，继而整个盆腔，引起炎症。

（2）在应用宫内节育器的同时，患者如不注意个人卫生，或手术操作不严格，都可引起急性输卵管卵巢炎、盆腔腹膜炎。

（3）未经严格消毒而进行的宫腔操作，如吸宫术、子宫输卵管碘油造影、子宫颈管治疗，以及消毒不严格的产科手术感染等。

（4）不注意经期卫生，月经期性交或不洁性交等。

（5）身体其他部位有感染未经及时治疗时，病原菌可经血或淋巴传播而引起输卵管、卵巢炎症，多见于结核性疾病。

（6）盆腔或输卵管邻近器官发生炎症（如阑尾炎）时，可通过直接蔓延引起输卵管卵巢炎、盆腔腹膜炎。炎症一般发生在邻近一侧的输卵管及卵巢。

（7）性传播疾病如淋病，感染后病菌可以沿黏膜向上蔓延，引起输卵管、卵巢炎症。

17 急性输卵管炎的预防

患上急性输卵管炎的后果较为严重，因就诊治疗不及时，迁延时久，更难治愈，对女性的身心健康造成极大的危害。所以减少本病发生的关键是及早做好预防工作，从先期入手，做到以下几点，以杜绝病原体的侵入，达到防病的目的。

（1）女性在进行性生活时，应注意自己及性伴侣的个人卫生。行房事前，需清洗男女双方的外生殖器，防止病菌的入侵。女性月经期应自我克制，禁止性生活。

（2）女性应注意自己的外阴卫生及个人清洁卫生；注意防止来自洁具及卫生间内的感染。

（3）注意自身的营养保健，加强月经期、人工流产后、分娩后的营养；增强自身体质，增加抵抗力、免疫力，减少患病的机会。

（4）需进行人工流产术、分娩术、取放宫内节育器术及其他宫腔手术时，应进行严格消毒，避免经手术将病菌带入阴道及子宫，人为造成感染。

（5）患有急性输卵管病症的女性患者，要取半卧位休息，防止和限制炎性液体因体位变化而流动。同时应进食高营养、易消化、富含维生素的食品。

（6）女性一旦患有附件疾病，应遵守治疗原则，采取积极态度，彻底治疗，尽快控制病情，防止转为慢性炎症。

18 慢性输卵管炎的常见类型及发病原因

慢性输卵管炎根据病变的部位、程度不同可分为如下几种类型。

慢性间质性输卵管炎（单纯肥大型）

由于长期慢性炎症、输卵管壁间结缔组织增生纤维化，使管壁增厚变硬，管增粗，管腔堵塞不通。输卵管迂曲常与卵巢炎性粘连于阔韧带后叶，难以分离。

峡部结节性输卵管炎

特点为输卵管峡部结节性增粗变硬韧，肌层肥厚，输卵管内膜腺上皮呈岛状侵入肌层中，是慢性炎症的一种改变；亦有人认为是输卵管内膜异位症。病变致峡部阻塞造成不孕。

输卵管积脓

可能是急性炎症遗留的后果，亦可能由慢性化脓感染伞部粘连闭锁所致。表现为管壁厚、管明显增粗，管腔内含有黏稠的脓液，内膜苍白，黏膜皱襞减少或消失。可同时合并卵巢脓肿粘连、与阔韧带及子宫后壁粘连。

输卵管积水

可能由于慢性感染致伞部黏堵，输卵管液及炎性渗出液积聚于壶腹部，峡部壁厚腔狭细，若再有粘连堵塞则管中积液难排，不易吸收形成胆囊积液。与邻近组织无粘连或轻度粘连。

结核性输卵管炎

常呈肉芽肿样输卵管，可见到各种类型的慢性炎症改变，如溃疡、干酪型、粟粒结节型、峡部结节型、单纯肥大型炎症改变，可查找结核杆菌或病理检查找到结核结节特有改变。可有全身结核病的表现。

发生慢性输卵管炎的主要原因：第一，由于下生殖道炎症上行扩散感染，如慢性子宫颈炎、子宫内膜炎、宫旁组织炎等，引起输卵管炎症改变；第二，急性输卵管炎未经治疗，或治疗不彻底而转为慢性炎症。

⑲ 输卵管阻塞的后果及处置

输卵管的正常功能对受孕有着极重要的作用。它可以捕捉从卵巢排到腹腔成熟的卵子，并提供精子上行的通道，使精子在输卵管壶腹部与卵子相遇受精。它还为受精卵的分裂、分化提供最佳的内环境。输卵管有节律的蠕动能将孕卵送到子宫腔着床。输卵管如果发生病变引起阻塞，则会失去以上全部功能而造成不孕。输卵管的疾病是不孕的重要原因，占不孕原因的 25％，其中阻塞又是最常见的。

阻塞的输卵管可以再通吗？答案是肯定的。有些输卵管轻度粘连的不孕病例，做一次输卵管通液或造影后即可怀孕，这意味着在一些情况下做输卵管检查能起到治疗的作用。但是在绝大多数的情况下必须通过输卵管的整形手术才能复通。再通的成功率取决于阻塞的性质和范围大小。例如，一般输卵管结扎术后复通的成功率比较高，而用黏堵剂绝育后的复通就困难得多。因为黏堵剂多为化学腐蚀剂或高分子黏合剂，注入输卵管峡部后会使上皮坏死，继而形成较大范围的纤维化瘢痕。

什么是输卵管整形手术呢？这是以复通输卵管为目的的手术，包括输卵管吻合术及造瘘术等。首先要切除阻塞部位的瘢痕组织，同时要尽量保存正常的输卵管，以免吻合后过短。在吻合前必须进行输卵管通畅试验。近年来，由于显微外科技术的发展，借助于显微镜或放大镜，可以使手术医师更清楚地看到肉眼看不清的组织，大大减少对组织的损伤，提高了手术的成功率。目前，因输卵管结扎绝育者的输卵管复通成功率可达到58%~82%，其他原因输卵管阻塞的复通成功率较低，为20%~30%。

延伸阅读

不孕不育的常见原因及对策

不孕（育）症是一种由多种病因导致的生育障碍状态，是生育期夫妇的生殖健康不良事件。女性无避孕性生活至少12个月而未孕称为不孕症，对男性则称为不育症。不孕症分为原发性和继发性两大类，既往从未有过妊娠史，未避孕而从未妊娠者为原发不孕；既往有过妊娠史，而后未避孕连续12个月未孕者为继发不孕。不同人种和地区间不孕症发病率差异并不显著，我国不孕症发病率为7%~10%。不孕不育常见原因如下。

（1）盆腔因素。这是我国女性不孕症，特别是继发性不孕症最主要的原因，约占全部不孕因素的3%。具体病因包括：①输卵管病变、盆腔粘连、盆腔炎症及其后遗症，包括盆腔炎症（淋病奈瑟菌、结核分枝杆菌和沙眼衣原体等感染）及盆腔手术后粘连导致的输卵管梗阻、周围粘连、积水和功能受损等；②子宫体病变，主要指子宫黏膜下肌瘤、体积较大影响宫腔形态的肌壁间肌瘤、子宫腺肌症、宫腔粘连和子宫内膜息肉等；③子宫颈因素，包括宫颈松弛和宫颈病变等；④子宫内膜异位症，典型症状为盆腔痛和不孕，与不孕的确切关系和机制目前尚不完全清楚，可能通过盆腔和子宫腔免疫机制紊乱所导致的排卵、输卵管功能、受精、黄体生成和子宫内膜接受性多个环节的改变对妊娠产生影响；⑤先天发育畸形，包括米勒管畸形，如纵隔子宫、双角子宫和双子宫、先天性输卵管发育异常等。

（2）排卵障碍。排卵障碍占女性不孕的25%~35%，常见病因包括：①下丘脑病变，如低促性腺激素性无排卵；②垂体病变，如高催乳素血症；③卵巢病变，如多囊卵巢综合征、早发性卵巢功能不全和先天性性腺发育不全等；④其他内分泌疾病，如先天性肾上腺皮质增生症和甲状腺功能异常等。

（3）精液异常。先天或后天原因所致精液异常，表现为少、弱精子症、无精子症、精子发育停滞、畸形精子症和单纯性精浆异常等。

（4）男性性功能障碍。男性性功能障碍指器质性或心理性原因引起的勃起功能障碍、不射精或逆行射精，或性唤起障碍所致的性交频率不足等。

（5）不明原因性不孕。不明原因性不孕是一种生育力低下的状态，男女双方因素均不能排除，占不孕症人群的10%~20%，可能病因包括免疫因素、隐性输卵管因素、潜在的卵母细胞异常、受精障碍、胚胎发育阻滞、胚胎着床失败和遗传缺陷等，但目前临床缺乏针对性的检测手段，难以确定明确病因。

女性生育力与年龄密切相关，治疗时需充分考虑患者的卵巢生理年龄，选择合理、安全、高效的个性化方案。对于肥胖、消瘦、有不良生活习惯或环境接触史的患者需首先改变生活方式；纠正或治疗机体系统性疾病；性生活异常者在排除器质性疾病的前提下，了解排卵规律，调节性交频率和时机以增加受孕机会。女性无避孕性生活至少12个月而未孕者，应及时就医。

20 宫外孕是怎么回事

宫外孕是由于受精卵在子宫宫腔外面着床发育的一种异常妊娠情况。根据受精卵的着床部位不同分为不同的种类，其中最常见的就是输卵管妊娠。当女性朋友有输卵管炎症，宫内有节育器，本身有不良的生活习惯比如多次人工流产、抽烟酗酒，受精卵游走就会导致产生宫外孕。宫外孕在流产或者受精卵破裂之前会有腹部疼痛，少量的阴道出血。破裂之后患者的腹部会有急剧性的疼痛感，导致患者难以忍受。患者一定要及时去医院，寻求医生的帮助，防止造成大出血等严重后果。那么宫外孕是怎么回事？

输卵管炎症会导致女性朋友出现宫外孕的情况。输卵管炎症有输卵管黏膜炎和输卵管周围炎两种。输卵管黏膜炎严重之后会导致管腔完全堵塞，造成受精卵无法通过，引起宫外孕。输卵管周围炎会导致女性朋友的输卵管周围发生粘连、扭曲，导致输卵管峡窄，管壁肌蠕动变弱，影响受精卵的正常运行，导致出现宫外孕。有过输卵管妊娠的女性朋友，也会有复发的可能性。

很多生育过的女性朋友会采用在体内放置节育器的方式来避免自己意外怀孕。但是节育器会引起女性朋友出现一些妇科炎症，就可能导致宫外孕的情况。而且，节育器如果在体内的位置发生了偏离导致避孕失败，也会引起女性朋友出现宫外孕的情况。

有些不想要孩子却又不采取避孕措施的女性，会有多次人工流产的情况。多次人工流产之后会给女性的子宫内膜带来一定的创伤，这样会使受精卵无法在子宫里面着床，从而转移到别的地方，引起宫外孕。另外，长期的抽烟、酗酒、服用促排卵的药物，都可能造成宫外孕的情况。

女性朋友的卵子会在一侧的输卵管进行授精形成受精卵。受精卵会经过女性的宫腔或者腹腔进入另一侧的输卵管，在游走的这一段时间内，如果时间过长，就会导致受精卵不断的发育长大，在另一侧的输卵管着床，导致宫外孕。

宫外孕的危害与临床表现

宫外孕对于女性有很多危害。宫外孕自然破裂有可能引起大出血、休克，危及生命。宫外孕的危害与临床表现有以下几种。

（1）停经。大部分的宫外孕患者在发生宫外孕之前会有很短暂的停经史，同时也会出现一些早孕反应，比如恶心、呕吐等，妊娠试验也是呈阳性的。除间质部妊娠停经时间较长外，大多数宫外孕患者都会停经6~8周，一般在停经后发生腹痛、阴道出血等症状。但20%左右的宫外孕患者主诉并无停经史。

（2）阴道出血。胚胎在宫外死亡之后，常有不规则阴道出血，基本上都是呈点滴状，颜色是深褐色的，量也很少，一般不会超过月经量，淋漓不净。

（3）腹痛。腹痛为宫外孕患者就诊时最主要的宫外孕临床表现。宫外孕患者腹痛的发生率为95%，腹痛主要就是由于输卵管膨大、破裂及血液刺激腹膜等多种原因造成的，一般都是突发性的，表现为下腹局部疼痛；疼痛即由下腹向全腹扩散；血液刺激膈肌时，可引起肩胛放射性疼痛。破裂时，宫外孕患者突感一侧下腹撕裂样疼痛或者阵发性的疼痛，同时还可能会出现恶心、呕吐的症状。

（4）面色苍白。宫外孕患者短期内可能会面无血色，脸色苍白如纸，同时还会伴有口干、心悸、怕冷、乏力等症状。

（5）晕厥与休克。由于宫外孕患者的腹腔内急性出血，可引起血容量减少及剧烈腹痛，轻者常有晕厥，重者出现休克，其严重程度与腹腔内出血速度和出血量成正比，即出血越多越急，宫外孕的症状出现越迅速越严重，但与阴道出血量不成正比。

（6）腹泻。宫外孕患者很可能会出现腹泻的症状，很容易被误认为是消化不良或肠道急症。

21 输卵管肿瘤的临床表现

输卵管肿瘤早期并无症状，随着病变的发展，可出现输卵管癌"顾联症"，即阴道排液、腹痛、盆腔肿块。

阴道排液

约50％患者有阴道排液，为黄色水样液体，一般无臭味，量多少不一，常呈间歇性。这是本病最具特异性的症状。

阴道出血

多发生于月经中间期或绝经后，为不规则少量出血，刮宫常呈阴性。

腹痛

一般为患侧下腹钝痛，为输卵管膨大所致。有时呈阵发性绞痛，为输卵管痉挛性收缩引起。阴道排出大量液体后，疼痛可随之缓解。少数出现剧烈腹痛，则系并发症引起。

下腹肿块

妇科检查时常可触及一侧或两侧输卵管增粗或肿胀，质实兼有囊性感，呈腊肠样或形状不规则，有轻触痛，活动常受限。排液后肿块缩小。液体积聚后又复增大。

第四章 阴道（外阴）健康

——拒绝炎症困扰 不做"痒"女人

① 阴道的位置及功能

　　阴道是一个连接子宫与外阴的富有弹性的管状器官，由黏膜、肌层和外膜组成，极富伸展性，其组成自上而下分别为阴道穹、阴道开口和处女膜。阴道位于骨盆下部的中央，前壁和膀胱、尿道相邻，后壁和直肠贴近。它的上端包绕宫颈，下端开口于阴道前庭，在肛门和尿道口之间，阴道口周缘有环状或半月状的黏膜皱襞称为处女膜。阴道的上端比下端宽，后壁长 10~12 厘米，前壁长 7~9 厘米。正常情况下，阴道的前后壁互相贴近。

　　阴道的主要功能包括如下。

　　（1）阴道是性生活的主要器官。阴道的英文名称 vagina，原是"剑鞘"之意，性交时阴道包裹着阴茎，好像剑入剑鞘，完全密合。精子射入阴道，经由宫腔进入输卵管，在输卵管里面等待卵子受精。

　　（2）阴道是月经排出的通道。子宫内膜受卵巢激素的影响，每个月发生周期性增生、剥脱和出血，子宫内膜的出血就经由阴道流出。如果阴道闭锁或者处女膜闭锁，经血就不能够正常流出。

　　（3）阴道是胎儿娩出的通道。阴道壁富含弹性纤维，也有很多的横纹皱襞，有较大的伸展性，所以胎儿能够从阴道娩出。但是如果胎儿过大，也有可能会造成阴道壁的撕裂伤。

　　（4）阴道还具有保护身体避免细菌入侵的功能。阴道内有十兆以上的乳酸菌，乳酸菌被认为是有益菌，阴道壁的糖原可以在乳酸杆菌作用下转化为乳酸，维持阴道的酸性环境，从而维持阴道内菌群平衡，使阴道内的各种细菌不至于导致疾病。

阴道是女性重要的内生殖器官，在生殖中具有多种功能。日常生活中应该注意个人卫生，做好阴部的清洁和护理，避免各种阴道炎症而影响正常生活。

② 阴道菌群与女性生殖健康

正常女性阴道是一个典型的微生态系统，其菌群处于动态平衡，维持阴道内环境稳定。当阴道菌群的密集度、多样性、优势菌、阴道分泌物白细胞计数等炎症反应指标、pH 值和乳酸杆菌功能任何一项出现异常，即诊断为阴道菌群失调。健康女性阴道菌群包括卷曲乳杆菌家族、加氏乳杆菌家族、惰性乳杆菌家族等。滥用抗生素、长期熬夜、生活不规律、阴道灌洗、阴道用药、性生活方式、生活习惯、种族遗传、地域环境等使阴道酸性环境改变、性激素水平波动、机体免疫力功能低下、微生态失衡，从而导致细菌性阴道病、需氧菌性阴道炎、阴道假丝酵母菌病、早产、流产、不孕等一系列临床疾病的发生。

如何保护女性生殖健康？

（1）保持良好的个人生活、卫生习惯、忌过度对阴道清洁，平日不需要使用各种洗液清洁阴道，每日用温水清洗外阴即可。

（2）合理饮食，减少高糖食物的摄入。过度摄入甜食会导致女性身体产生大量的酸性物质，改变阴道内正常的环境，导致霉菌滋生。饮食要达到多样化，不要挑食、偏食。

（3）平时最好穿棉质内裤，以保持阴道透气干燥。内裤单独清洗，最好不使用洗衣机，内裤充分清洗后在太阳下晾干。

（4）避免不必要的流产。

（5）注意经期卫生，月经期间勤换卫生巾，不进行房事。

（6）注意不滥用药物，比如抗生素、糖皮质激素、避孕类药物；不滥用妇科洗液，可能会杀死阴道中的有益菌，滋生霉菌，进而引发各种阴道炎症。

③ 单纯性阴道炎的临床症状及发病原因

单纯性阴道炎的发病率并不低，但为什么临床上发现的却不多呢？这是因为此病多发于中青年女性，她们往往因为害羞而回避就医，所以自我识别是否患了单纯性阴道炎就显得尤为重要。

怎样自我判断是否患有单纯性阴道炎呢？该病急性发作期可有体温稍升高，全身乏力，下腹部坠胀不适感，阴道分泌物增多，呈脓性、浆液性或血性，阴道有灼热、干燥、瘙痒、疼痛等感觉。区别于其他阴道炎的关键在于单纯性阴道炎阴道分泌物虽多，但非泡沫状及凝乳状。

单纯性阴道炎的常见原因为产后、流产后的损伤或长期使用子宫托等形成的机械性刺激，化脓菌感染导致的刺激。另外，子宫或子宫颈的感染性分泌物如果经常刺激阴道黏膜也可引起单纯性阴道炎。

如果发生了单纯性阴道炎，可以采用自我疗法解除：在患病期间停止性生活；局部用 1∶5000 高锰酸钾溶液灌洗阴道，每日 1~2 次，炎症较重者，需口服磺胺类药物或选用土霉素、红霉素等广谱抗生素治疗；阴道有化脓时要加服激素类药物治疗，以增强抗菌消炎效果。

延伸阅读

怎样鉴别白带是否正常

女性的内生殖器官是肉眼看不到的，但是可以通过仔细观察白带的变化提早知道某些信息。白带是女性生殖道分泌的一种对人体有益的液体，能够湿润阴道表面，白带的数量和质量受雌激素水平的影响，所以白带正常与否能够反映子宫、阴道和内分泌的信息。当白带的色、质、量和气味等发生变化时，就常常预示着某种疾病的发生。

（1）黄色泡沫状白带。如果白带呈黄色、灰黄色或绿色，像米汤样混有气泡，量多，并伴有腥臭味，则多见于滴虫性阴道炎，有时也见于子宫内膜炎或阴道异物。

（2）白色豆腐渣样白带。为霉菌性阴道炎特有。白带为乳白色或白色凝块状，呈豆腐渣样，量多，有时外阴也附有一层白色的膜状物，不易擦掉，常伴有外阴瘙痒和灼疼。

（3）血性白带。白带内混有血液，血量多少不定，在房事或大便后出血增多。血性白带常见于良性或恶性肿瘤，也可见于宫颈息肉、宫颈结核、子宫内膜炎、老年性阴道炎及带环出血等疾病。

（4）汤水样白带。白带像黄水样或洗肉水样，也有的像米汤样，绵绵不断，且伴有恶臭味。常见于子宫颈癌、子宫体癌、输卵管癌，有时也见于宫颈息肉合并感染。

（5）脓性白带。大多为细菌感染所引起。白带像脓液一样，黄色或黄绿色，黏稠如鼻涕，有臭味，可伴有腹痛。多见于子宫内膜炎、急性盆腔炎、老年性阴道炎、宫颈结核、阴道异物，有时也可见于慢性宫颈炎。

此外，白带减少也是不正常的。如果育龄女性白带减少到不能满足生理需要，经常感到外阴干涩不适，就属于病态，这是由于卵巢功能减退，性激素分泌减少引起的，所以应多注意卵巢疾病。但是绝经后的阴道无分泌物、外阴干涩等属正常现象。

④ 滴虫性阴道炎的发病原因及临床症状

滴虫性阴道炎是由阴道里的一种叫毛滴虫的微生物引起的。一般情况下，健康女性的阴道中就有阴道毛滴虫的存在，但并不会引起阴道的炎症，这是因为阴道内环境暂时不适合滴虫大量繁殖，或是滴虫毒力不强所致。但是当阴道内环境发生变化，酸性减弱时，则有利于滴虫大量繁殖，引起滴虫性阴道炎。女性在月经期、妊娠期和产后期最容易发病。

滴虫可以通过性交直接传染，也可通过公共浴池、游泳池、游泳衣、坐式便池或马桶等间接传染。公共浴池的座椅或公共厕所的坐便器如果被带虫者的分泌物污染，那么后来者直接坐在座椅或坐便器上就有可能被传染。在公共浴池的盆塘中洗浴，在人多又消毒不严的游泳池中游泳或借穿他人游泳内裤、租用泳衣等，都可能造成滴虫的传播。另外，家庭成员之间互用洗浴盆、医院内交叉感染等，也是导致滴虫间接传播的原因。

患上滴虫性阴道炎之后，主要有以下症状。

（1）白带增多，甚至较正常时要多几倍，较稀或较稠，有泡沫，呈淡绿色（正常时为乳白色或灰黄色），伴有恶臭。

（2）由于白带增多，易引起外阴摩擦损伤，时间久了还易造成外阴皮肤增厚、局部角化和色素改变，因此觉得外阴瘙痒难忍，有蚁行感和灼热感。

（3）阴道黏膜水肿、充血或有出血点。

（4）阴道特别是外阴灼热、刺痛、性交疼痛。

（5）尿道受到感染，出现尿痛、尿频，有时有血尿。

对有上述（1）（2）项症状者，就应引起注意；如有（3）（4）（5）项，则应抓紧治疗；也有一些已经感染了滴虫者并无上述症状。此病易治也易复发，妻子患病，丈夫需同时治疗。

5 滴虫性阴道炎的诊治原则

滴虫性阴道炎最终都要借助实验室检查确诊。患者在检查前不要做阴道冲洗或阴道用药，24~28小时内不宜有性生活，这样检查才会准确。如果在显微镜下找到活动的滴虫，即可确诊。如果患者临床症状可疑，多次检查没有找到滴虫，可以做滴虫培养，滴虫培养检查准确率很高，可达98％以上。

急性滴虫性阴道炎未经治疗或治疗不彻底，可以转为慢性滴虫性阴道炎。患慢性滴虫性阴道炎时，白带会比急性期有所减少，多为灰白色米泔样，仍有臭味。伴有泌尿道感染时会出现尿频、尿急、尿疼等症状。查看局部可见外阴、阴道黏膜色淡红或有轻度充血。

滴虫性阴道炎的治疗应坚持全身用药和局部用药相结合的原则。治疗滴虫病的特效药是甲硝唑（灭滴灵），全身用药主要以此药为主，但妊娠早期服用有可能引起胎儿畸形，因为甲硝唑能够通过胎盘进入胎儿体内，故一般主张妊娠20周以前不应服用此药。服用此药后，如果出现恶心、呕吐、厌食等消化道症状，可改为饭后服用；如果出现精神错乱、头晕、头疼等中枢神经系统症状，要立即停药。另外，克林霉素口服也可以治疗滴虫病，但孕妇应慎用。滴虫适合生长的环境pH为5.5~6.0，因此局部使用0.5％醋酸或1％乳酸等冲洗阴道，可以降低阴道pH，抑制滴虫生长。在使用醋酸或乳酸冲洗阴道后，再以甲硝唑片阴道用药，10天为1个疗程，效果更佳。

滴虫性阴道炎常于月经后复发，因滴虫易藏于阴道皱襞内，月经后阴道酸度降低，滴虫可再度繁殖，故治疗后即使检查滴虫阴性，仍要在下次月经干净后继续治疗1个疗程，并于每次月经后复查白带，3次阴性方可认为治愈。在治疗中还需注意避免重复感染，内裤及洗涤用毛巾每日应煮沸5~10分钟以消灭病原体。另外，因为滴虫不仅可以寄生于阴道，还常侵入尿道以及男性的包皮褶、前列腺液中，故对于已婚患者，女方治疗的同时，男方也需治疗。如果仅妻子治疗，丈夫不治，妻子即使治愈，也会通过性生活被丈夫再次传染。如此周而复始，双方的滴虫病都顽固难愈。治疗期间要保持外阴清洁，以防继发细菌感染，每日清洗外阴，换洗内裤。同时急性期不要进食辛辣之品及饮酒。另外治疗期间禁止性生活。

⑥ 滴虫性阴道炎久治不愈的原因及其预防对策

一般说来，目前对滴虫性阴道炎有比较好的治疗方法，治愈率一般都在90%以上。但仍有不少患者久治不愈，原因有下列3种可能。

（1）病原毛滴虫可以隐藏于男女两性的泌尿生殖黏膜中，有的甚至隐藏于男性前列腺或女性宫颈腺体内。如果药量不足或治疗时间太短，则不易杀灭滴虫。

（2）滴虫病常为夫妻同时感染。在治疗中如果只治疗一方，或者单方中断治疗，加之夫妇间未能停止性生活，则容易导致夫妻间再次感染。

（3）初次治愈后，未继续进行巩固治疗，或另有不洁性行为，可导致阴道新的感染。

欲求彻底治愈滴虫病，应注意以下几个方面。

第一，若有滴虫病症状，可再做一次阴道涂片或培养检查，如果仍然有滴虫存在，则应进行系统地、规范地彻底治疗。

第二，每天坚持冲洗阴道及外生殖器。可选用0.5%~1%的乳酸或醋酸溶液，也可以用1∶5000的高锰酸钾溶液冲洗。10天为1个疗程。

第三，局部外用阴道栓（或片剂），每晚1次，连续使用

10 天。如曲古霉素、甲硝唑等。

第四，夫妇双方必须同时治疗，尤其是女方治愈后每次月经干净后，局部仍需用上述药物 1~2 次，疗程为 3 个月。治疗期间，夫妻应严格停止性生活。此外，还应注意个人卫生，换下的内衣裤和浴巾每次应该煮沸 10 分钟以上，床单被罩应经常换洗、曝晒。只要能严格按照上述原则治疗，相信该病一定能治愈。

7 霉菌性阴道炎的常见症状及发病原因

常见症状

有些人阴唇上常有一层白色薄膜，这是由白色念珠菌感染所致，医学上称霉菌性阴道炎，也叫念珠菌性阴道炎。该病发病率仅次于滴虫性阴道炎。霉菌性阴道炎多具有以下几种症状。

（1）外阴奇痒，严重时可使人坐立不安，影响工作和学习。

（2）用手搔抓后，局部可出现糜烂、溃疡，可感到灼痛、尿痛和尿频。

（3）性交时更加疼痛。

（4）阴道分泌物增多，呈白色豆腐渣样或乳凝块状。

（5）阴道壁可发现有充血、发红，表面有斑点状的白膜覆盖，擦去白膜，可见暴露的黏膜红肿、糜烂或浅表溃疡。

如有上述（1）~（4）项，经化验可从白带中找到白色念珠菌者，即可确诊为此病。

霉菌不仅存在于患者体内，而且也生存于健康人的体内，一般情况下，它们可以与人体和平共处，不引起疾病。但是如果出现下列情况，就会发生霉菌性阴道炎。

（1）阴道内糖原增多、酸度增高，出现适合霉菌生长的环境，就会引起阴道炎。这种情况多见于孕妇、糖尿病患者及接受大量雌激素治疗者。

（2）长期使用抗生素也会引起霉菌性阴道炎。长期大量使用抗生素，改变了阴道内微生物之间的相互制约关系，容易使霉菌得以繁殖从而引起感染。

（3）穿紧身牛仔裤或不透气的尼龙裤等也可以引起霉菌性阴道炎。紧身、不透气的裤子容易引起外阴温度和湿度升高，有利于霉菌的生长繁殖，导致阴道炎的发生。另外，洗过的内裤如果挂在阴暗潮湿处也有诱发霉菌性阴道炎的可能。

（4）霉菌易存在于肛门处，如果日常生活中有不良的卫生习惯，如上厕所后，卫生纸从肛门往尿道方向擦，会将肠道的霉菌带到外阴，引起炎症。

（5）与霉菌性阴道炎患者共用浴盆，借穿他人内裤等也会造成交叉感染，引发阴道炎。

（6）有些人过度讲究卫生，每天要清洗外阴2~3次，每次都用冲洗器或手清洁阴道，其实这种做法是错误的。阴道内自然环境呈弱酸性，有许多菌群共同存在，菌群间的相互制约作用能抑制某种菌属过度生长而致病，这是人体的一种自然防御系统，过度清洗阴道无疑将阴道的弱酸环境和菌属间的相互制约关系破坏了，使阴道上皮的抵抗力下降，引起霉菌或其他细菌所致的阴道炎。

（7）很少一部分人的霉菌性阴道炎是由手足癣传染引起的。一般来说霉菌性阴道炎的发生与手足癣关系不大，因为引起手足癣的细菌主要为红色毛癣菌、石膏样毛癣菌、絮状表皮癣菌等。但有极少部分人的手足癣是由白色念珠菌引起的，如果生活中不加以注意，内裤与袜子同洗，摸过患病的脚后不洗手即上厕所，就容易给白色念珠菌感染外阴、阴道带来机会，导致霉菌性阴道炎的发生。

⑧ 预防霉菌性阴道炎的关键

在确诊为霉菌性阴道炎后，不仅自己要治疗，丈夫亦应治疗，以彻底消灭病源。治疗可在医生指导下口服某些抗真菌类的药物，女方还可通过阴道塞药方法增强疗效。治疗期间应暂停性生活，恢复性生活时，丈夫应戴避孕套，直到妻子白带化验结果呈阴性为止。

霉菌性阴道炎及时治疗固然重要，若能加强预防，防患于未然就更好了。预防霉菌性阴道炎可关键从以下几方面入手。

（1）搞好个人卫生，保持外阴清洁，做到每天用温热水清洗外阴。房事前要求丈夫也要清洗。

（2）勤洗澡，勤换内裤。内裤、浴巾、浴盆等均用开水烫洗，且放在阳光下曝晒，以杀灭病菌。清洗下身的水盆要专用，勿与洗脸、洗脚盆混用。

（3）夫妻双方均应洁身自好，杜绝不洁性行为，以避免感染病菌。

（4）患有糖尿病或长期应用广谱抗生素，可导致阴道内环境改变，适宜霉菌繁殖而易使阴道炎复发，故应积极治疗糖尿病或避免长期应用广谱抗生素。

⑨ 细菌性阴道病的预防

细菌性阴道病有许多名称，如非特异性阴道炎、嗜血杆菌性阴道炎或棒状杆菌性阴道炎等。现在统一称为细菌性阴道病。所谓"阴道病"，是指以白带增多为主，局部炎症反应不明显，大多数患者没有不适症状。概括地说，细菌性阴道病主要表现为白带增多，呈灰白色、糊状，伴有异味（腐臭或鱼腥味），少数患者有轻度外阴瘙痒或烧灼感。

据国内报道，健康女性中细菌性阴道病的发病率为10％～19％。性关系混乱女性中的发病率为37％左右。值得注意的是，细菌性阴道病常常会上行波及其他生殖器，引起子宫内膜炎、盆腔炎等，导致宫外孕、不孕不育等，还可造成反复发作的泌尿道感染，甚至发生宫颈癌。细菌性阴道病对孕妇的危害更大，可发生胎膜早破、羊水污染、早产，以及产时、产后感染等并发症，危害母婴健康。此外，通过性生活还可在两性之间传播。

怎样预防细菌性阴道病的发生呢？细菌性阴道病除通过性传播外，还可通过阴道冲洗、妇科检查、马桶坐垫、浴室、毛巾、内裤等公共物品污染或医院内交叉感染而广泛传播。因此，培养个人良好的卫生习惯，加强公共卫生观念很重要。若女性发现白带增多或有异味，千万不要忽视，及早发现异常情况，做到及时诊断、及时治疗，只有这样，才有利于保护自己的健康。

怎样看懂白带化验单

一般的白带常规化验单有如下 5 个检测项目。

（1）pH。正常情况下，青春期后的女性阴道环境呈弱酸性。化验时常用 pH 来表示酸碱度，正常 pH 为 4~4.5，患有滴虫或细菌性阴道炎时白带的 pH 上升，可为 5~6。

（2）阴道清洁度。表示阴道的细菌情况，一般分为 4 级。I 度，显微镜下见到大量阴道上皮细胞和大量阴道杆菌。II 度，镜下见有阴道上皮细胞，少量白细胞，有部分阴道杆菌，可有少许其他细菌或脓细胞。III 度，镜下见有少量阴道杆菌，有大量脓细胞与其他细菌。IV 度，镜下未见到阴道杆菌，除少量上皮细胞外主要是脓细胞与其他细菌。I~II 度属正常白带，III~IV 度为异常白带，表示阴道炎症。

（3）霉菌与滴虫。这一项检查是了解阴道是否有霉菌和滴虫存在。白带经过处理后在显微镜下可以根据其形态发现有无滴虫或霉菌，如存在滴虫或霉菌，不论其数量多少均用"＋"来表示，"＋"这一符号只说明感染了滴虫或霉菌，并不说明其感染的严重程度。

（4）胺试验。是检查白带中胺含量的一项指标。细菌性阴道炎患者的白带可发出鱼腥味，它是由存在于白带中的胺通过氢氧化钾碱化后挥发出来所致的。

（5）线索细胞。是细菌性阴道病最敏感、最特异的体征。临床医生根据胺试验阳性及有线索细胞存在，即可确诊为细菌性阴道病。

⑩ 老年性阴道炎的治疗及预防原则

女性绝经后阴道内的 pH 上升，阴道黏膜的抗病力下降，当有细菌感染时，很容易发生老年性阴道炎。而对于有阴道创伤或子宫内膜炎、盆腔炎的老年女性来说，就更容易发生。老年性阴道炎主要表现为外阴灼热，痒痛不适，白带增加，呈淡黄色，质稀，严重者可有血样脓性白带。炎症涉及泌尿器官时可有尿频、尿痛或小便失禁等症状。妇科检查时见外阴萎缩，双小阴唇内侧面可有充血；阴道黏膜变薄，皱襞消失，充血并有散在的小出血点，或可见浅表的溃疡。如果阴道炎症久治不愈，有可能引起阴道粘连，重者还可引起阴道闭锁。如果炎性分泌物不能及时排出，又会发生阴道积脓或宫腔积脓。老年性阴道炎的治疗应该从改善阴道环境、增加阴道黏膜的抵抗力和抑制细菌生长两方面入手。

首先是改善阴道环境、增加阴道黏膜的抵抗力。可用 1% 的乳酸或 0.5% 醋酸溶液冲洗阴道，并于冲洗后往阴道内塞入己烯雌酚 0.25~0.5 毫克，每日 1 次，应用 7~10 天。对乳腺癌和子宫内膜癌患者禁用雌激素。

第二是抑制细菌生长。可在阴道内放入抗生素粉剂或栓剂，隔日 1 次，应用 5~7 次。发生老年性阴道炎时不要因瘙痒就用热水烫洗外阴，因为这样做虽然能暂时缓解外阴瘙痒，但会使外阴皮肤干燥粗糙，加重瘙痒。也不要为了"消毒杀菌"就使用肥皂或各种药液清洗外阴。因为老年女性的外阴皮肤一般比较干燥、萎缩，经常使用肥皂等刺激性强的清洁用品清洗外阴会加重皮肤干燥，引起瘙痒，损伤外阴皮肤。清洗外阴时应用温开水，里面可以加少许食盐或食醋。要勤换洗内裤。绝经前后外阴出现不适时不要乱用药物，尤其不要乱用治疗霉菌或滴虫的药物，更不要把外阴阴道炎当作外阴湿疹而乱用激素药膏，这样做会适得其反。

由于中年以后女性阴道黏膜变薄，阴道内弹性组织减少，因此过性生活时有可能损伤阴道黏膜及黏膜内血管，使细菌乘机侵入。因此在性生活之前可以在阴道口涂少量油脂，以润滑阴道，减少摩擦，保护阴道黏膜。

在此向老年女性提出如下诚恳的忠告和建议。

（1）目前，我国女性平均期望寿命已达79.4岁，几乎三分之一的人生旅途是在绝经后度过的，保持良好的心态，和亲人、邻居、朋友平和相处，是健康长寿的重要因素。

（2）绝经后适量补充雌激素对防治本病具有良好的作用，但应在妇科医生的指导下，经过全面体检和生殖系统检查后，少量服用或阴道局部用药。

（3）患病期间，可请医生协助诊治，做阴道分泌物镜检，必要时做细菌培养和药物敏感试验，有针对性地进行治疗。一般辅以1%的乳酸或0.1%~0.5%的醋酸溶液清洁阴道，增加阴道酸度，抑制细菌生长。

（4）甲硝唑栓放入阴道，每晚1枚，7~10天为一疗程。不得随意放置有刺激性的药物，以免加重病情。

（5）日常生活中注意外阴清洁，但应避免经常性阴道冲洗，防止上行感染。穿着全棉内衣、内裤，勤洗勤换，多晾晒。

（6）绝经后虽然能有比较满意的性生活，但不可过频，以免阴道壁创伤，发生炎症。一旦罹患老年性阴道炎或其他妇科疾病时，治疗期间应避免性生活。必要时配偶同时检查、治疗。

11 阴道不规则流血的常见原因

成熟女性每月都会有一次月经，这是一种正常的、有规律的生理现象。但是，有时阴道还会发生一些不规则的流血，常见的病因有以下几种。

排卵性出血

如果在两次月经的间歇期（即排卵期）阴道有出血现象，这就是排卵期出血。排卵期出血一般发生在下次月经来潮的前2周。出血时间短则数小时，长则一两天。这种出血一般量很少，通常只见白带变红色，故又称为"见红"。少数女性在排卵期出血的同时还伴有排卵期腹痛。

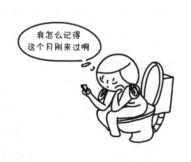

我怎么记得这个月刚来过啊

功能失调性子宫出血

这是一种常见的月经病。凡是月经不正常，而经检查无妊娠、肿瘤、炎症、外伤或全身出血性疾病等发生，就有可能是由内分泌失调引起的功能失调性子宫出血（简称"功血"）。"功血"多发生在青春期和更年期。本病表现为不规则子宫出血，最显著的特点为流血的时间、量和间隔都不规则。往往是先有短时间的闭经，然后再出血；有的开始时流血量不多，过一段时间增加；有的开始出血就很多；有的开始时月经过多或经期延长，然后转为不规则或持续性子宫出血，流血时间可长达2~3周，甚至更长；也有的出血时有时无，量也或多或少，淋漓不净。

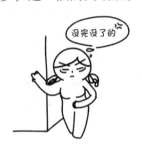

放环后出血

安放宫内节育环是很受育龄女性欢迎的避孕措施。可是，有些人在放置节育环后会发生阴道出血现象。原因大致有以下几种：①节育环压迫子宫内膜使其充血、水肿、坏死，形成溃疡，以致出血；②节育环可提高纤维蛋白溶解酶的活性，以致血液凝固产生障碍，因而导致出血；③放环后，体内的前列腺素会增加，而前列腺素有抑制血小板凝集、扩张血管、使血管壁通透性增加的作用，可使出血量增多。

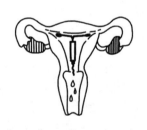

流产

　　流产分自然和人工两种方式。自然流产是指胚胎或胎儿因某种原因自动脱离母体而排出；人工流产是指用药物或机械干预等人工方法来终止妊娠。大多数自然流产为早期流产。早期流产的主要症状是阴道流血和腹痛，而且是先流血后腹痛；晚期流产往往是先有腹痛，然后再出现阴道流血，但流血量不多。

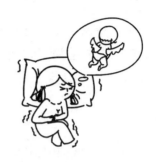

宫外孕

　　正常情况下，受精卵在子宫腔内着床并生长发育，如果受精卵在子宫腔外着床发育，便是宫外孕，也叫异位妊娠。宫外孕的症状有停经、腹痛、阴道流血和休克等。

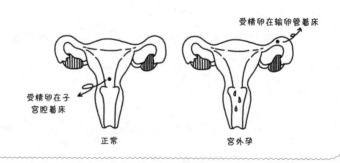

受精卵在输卵管着床

受精卵在子宫腔着床

正常　　　　　　宫外孕

　　综上所述，女性在出现不规则的阴道流血时，切莫掉以轻心，应及时去医院就诊，以鉴别是生理性出血还是病理性出血，以便及时采取相应对策，以免失去最佳治疗时间。

⑫ 阴道异常出血的自救方法

阴道异常出血，轻则导致贫血，重则引起休克而危及生命。所以患者在去医院之前或途中，应采取初步急救，制止大出血。下面介绍几种自救法。

两腿交叉紧压会阴法

这种方法适用于出血量较少的情况下。比如新婚之夜初次房事、处女膜破裂等，如果出血不多，不需特殊处理。但有少数女性，特别是早婚者，生殖器发育未成熟，或是男方过于粗暴时，可使处女膜裂口很深，累及阴道壁，导致大出血。此时女性可取左侧卧位，两大腿交叉紧夹阴部，持续2小时，出血大多能止住。血止后1周内禁止房事，以防伤口裂开再次出血。

阴道填塞法

取一块干净的手帕，女方侧卧，分开两腿，将其塞于阴道口处，然后两腿交叉紧压会阴部，迅速送医院救治，治愈后1周内禁止房事。

宫颈出血压迫法

宫颈癌或严重的宫颈糜烂样改变，或宫颈糜烂改变经激光、电熨治疗后均可能在房事时引起大出血，此种出血是由于宫颈血管断裂引起的，大腿交叉压迫法不能止血。需用宫颈压迫法，即取2块干净的手帕，分别卷成条状，然后令患者仰卧，弯曲两腿并分开，由本人将手帕条逐渐全部塞入，紧压宫颈。随后到医院急诊。

～～～～～～　**手指压迫止血法**　～～～～～～

骑自行车，外阴撞在车梁上，常可引起阴唇巨大血肿。大阴唇皮下有丰富的血管，碰撞后早期施用压迫法可防止血肿形成。方法为：将干净手帕折叠成手掌大的方块，放于撞伤部位，然后以右手指平放于手帕上，并向着同侧阴唇下方的骨骼部缓缓用力压下。使手指紧压伤处，持续压迫 2 小时，皮下出血可以停止。

⑬ 绝经前期阴道不规则出血的常见原因及处置

女性一生中都要经历月经初潮、性成熟和绝经。月经完全停止 1 年以上称为绝经，绝经意味着女性失去生育能力。目前，生理性绝经年龄有后延倾向，我国城市女性的平均绝经年龄为 49.5 岁，农村女性为 47.5 岁。如果你的年龄接近人们所说的绝经前期，即处于生殖周期的第二周期，就要密切注意月经周期规律和月经量的变化，如果出现月经规律和周期发生变化，应考虑下列问题并视情况轻重及时就诊。

（1）月经周期是什么时候开始有变化的？

（2）月经周期比以前是否更频繁或是延长了？

（3）现在的月经量比以往是少了还是多了？例如每次用多少卫生巾或几个阴道栓？

（4）现在是否开始服用某种新药或停止服用某药？

（5）性交时或性交后有无阴道出血？

绝经前期的阴道出血，血量可以从点滴到多量，应注意和过去月经期所经历过的最多的一天进行比较。出血过多应首先去医院急诊。绝经前期的阴道出血虽然一时之间尚不能确定出血原因，但常与体内突然的和剧烈的内分泌变化有关，这种变化是正常的，可能是身体为绝经期做准备。

但是不可忽视的是，有些绝经前期的女性阴道出血常为子宫息肉和损伤所致。生长在子宫壁的纤维瘤是另一种绝经前女性阴道不规则出血的常见原因。子宫息肉和子宫壁纤维瘤在导致阴道不规则出血的同时，常伴有性交时疼痛、腹胀和全身不适等症状。如果出血来自阴道，那么应安排全面的妇科检查，以寻找妇科疾病和癌症。如怀疑患有子宫颈病损，可用内镜检查以核实病变是否是癌性的。如果阴道出血的原因是纤维瘤，那么建议进行手术治疗。

14 绝经后阴道出血的常见原因及注意事项

如果你已经进入绝经期并且发现有阴道出血，那么不论出血量多少，严重或轻微，都应该立即去看医生。女性在绝经后出现阴道出血是个严重的问题。绝经后阴道出血常见的原因有：第一，如果你已服用雌激素或孕酮，而且因故减量或完全停用该药物，出血可能是由于激素水平降低所致。第二，如果你没有服用雌激素或孕酮，那么阴道出血极可能是子宫癌引起的。子宫癌是女性最常见的癌症之一，尤其是绝经后女性更应关注。

如果你在绝经后发生阴道出血，应重点注意下列问题。

（1）出血是来自阴道、尿道，还是肛门直肠？最初发现出血是在小便时、大便时或其他时候？

（2）出血量多少，有无臭味？量多时是否要用卫生巾或阴道栓？

绝经后女性遇到阴道出血需要进行全面的妇科检查，包括体检、分泌物涂片及病理活检（扩宫和刮宫时取标本）。如果初诊已认定是子宫癌，那么需要尽早行子宫全切除术，子宫和卵巢都应切除，阴道可以保留。一般情况下3~4周可以完全康复。子宫癌如发现早，切除早和切除彻底，是完全可以治愈的。

⑮ 阴道用药的注意事项

一般情况，妇科常常采用向阴道内塞药的方法治疗阴道炎症性疾病，可是罹患同样性质的阴道炎，使用同样的药物，疗效却不一定相同，原因何在呢？原来，问题出在用药的方法上。所以提醒大家，阴道用药应该注意以下几个问题。

（1）要注意用药时间。阴道用药，宜选在晚上临睡前，使药物溶解后能充分分解、吸收。若白天用药，药物溶解后易流出阴道，既影响药效，又污染内裤。

（2）治疗要彻底。阴道内的酸碱度会因月经、妊娠和使用抗生素等因素而发生变化，从而使阴道炎反复发作。所以，治疗要遵医嘱，按照一定的疗程进行，不可中途随意停止。治疗后要化验阴道分泌物，即使化验结果正常，仍需在下次月经干净后继续治疗1个疗程。只有连续3次检查均正常，才能认为痊愈。如果第一次化验结果正常就以为已治愈，不再继续治疗，这种"假愈"极易导致旧病复发。

（3）白带多的患者用药前应先冲洗阴道以减少分泌物、清洁阴道，从而提高药效。冲洗液应由医生配制，还要掌握好溶液浓度，现配现用，并保持容器清洁。

（4）要保持外阴的清洁、干燥。内裤宜宽大透气，每天更换，并煮沸消毒。治疗期间应禁止性生活，或者使用避孕套。如果丈夫已染上病菌，应同时接受治疗。

（5）要注意卫生棉条的使用方法。为了预防药液外流，提高疗效，有些药栓会配备一根卫生棉条。卫生棉条要及时换取，因为卫生棉条若在阴道内放置时间过长会造成新的感染。此时，旧病未愈，又添新疾，实在得不偿失。

16 阴道频繁冲洗的危害

现实中很多女性都认为日常阴道冲洗是无害的，而且可以去除不受欢迎的阴道分泌物或局部异味；甚至一些医生也认为，用阴道冲洗的方法可以纠正阴道酸碱度，增强阴道抗菌能力，辅助治疗各类阴道疾病。但是阴道冲洗不安全！不必要！经常做阴道冲洗甚至可能是引起输卵管炎、盆腔炎、不孕症和子宫外妊娠等疾病的原因。

女性阴道中存在有大量的有益菌，如乳酸杆菌，维持正常阴道的 pH，以抵御外来病菌的侵害。经常冲洗阴道会使有益菌流失，改变阴道的 pH，其他的有害细菌就会乘虚而入，导致阴道炎症的发生；冲洗阴道还可以造成阴道黏膜的伤害从而导致炎症等发生，所以非必要时不要冲洗阴道！国外的一项研究结果显示，经常做阴道冲洗的女性（至少每月冲洗1次者）发生宫外孕的危险性几乎高出从未冲洗者的4倍，该危险性的发生又随着冲洗持续年份的增加而升高。

阴道分泌物由阴道渗出物、子宫颈腺体及子宫内膜的分泌物混合而成。少量、无刺激、无味、无色或白色的清亮阴道分泌物是女性的正常生理特征，没有分泌物或分泌物太少反而是病态，每天冲洗阴道其实是"画蛇添足"。只要每天清洗外阴1次，并勤换清洁内裤，就可达到洁身的目的。如果阴道分泌物异常增多，或有异味，或为脓性分泌物时，应怀疑生殖道发炎，及时就诊，而不是一味地冲洗阴道。明确病因并予以积极治疗，可以减少生殖道炎症的发生，降低出现宫外孕的危险性。特别需要清洁阴道的情况下，不宜采用这种具有损伤性的阴道冲洗方法，而应去医院诊治。

延伸阅读

如何做好生殖器官的日常清洁卫生

女性生殖器官包括外生殖器和内生殖器。外生殖器包括阴阜、大小阴唇、阴蒂、阴道前庭、阴道口；内生殖器包括阴道、前庭大腺、子宫、输卵管、卵巢。外生殖器借助阴道口与内生殖器相通，借助尿道外口与泌尿系统相连。由于解剖学特点，女性的阴道口离肛门很近，与尿道外口紧邻，尿道短而直，易于扩张。因此，外生殖器的卫生与否，可直接影响内生殖器和泌尿系统的卫生，故而成为保持生殖器卫生的重点。以下是清洗时需注意的事项。

（1）清洗用具。许多女性惯于用固定的盆与毛巾清洗，这样看似清洁，其实是不科学、不卫生的。因为盆洗从一开始就将洗落下来的污垢流入盆中，结果是水越洗越脏，待到你自认为已清洗完毕时，盆内水的病原微生物与污垢已污秽不堪，并使得清洗过的部位也都沾染上了，因此，应该摒弃盆洗。采用流水洗，使用冲洗器。不管是清洗时或清洗后拭水都不应用固定的毛巾，使用固定毛巾极易使其成为病原微生物滋生的大本营，即或是清洗时，每擦一处所沾染的脱落物也不易被水冲洗掉，易致各部位的交叉感染。因此，清洗时最好将手洗干净，用洁净的手洗，洗完后用卫生纸将残水吸尽拭干。

（2）清洗液。部分女性喜欢用高锰酸钾稀释液清洗外生殖器，虽然具有一定的抑菌和杀菌作用，但对人体组织细胞也有损害作用，尤其是不易掌握配制浓度，往往导致女性外生殖器肤色加深、干皱硬化，严重者引起女阴干枯症。因此，清洗时最好是用清水，有条件的可用温凉开水，通常情况下不要用药液，有感染时可用洁尔阴"102卫生露"，按照说明书稀释后盛入冲洗器中清洗。

（3）清洗的顺序。由于女性外生殖器的解剖学特点，清洗应分为两个步骤。第一个步骤是先清洗大阴唇以内的部位，其顺序为：大阴唇内面→小阴唇→阴蒂→阴道前庭（尿道部→阴道部）。第二个步骤是清洗大阴唇以外的部位，其顺序为：阴阜→大阴唇→大腿根部→会阴部→肛门。顺序不要颠倒，不要交叉重复。总原则是从上往下，依次清洗。每次大便后，用纸擦拭应从前往后，不要移擦，以防造成肛门周围污染，而应按擦，即将纸按在肛门处，稍用力按擦。有条件的话，每次大便以后清洗一下肛门，效果更好。

值得提醒的是，正常情况下不要清洗阴道，因为阴道内的酸性环境有利于抑菌和杀菌，本身具有自净作用。经常清洗阴道反而降低了阴道的屏障功能。除非是有感染的情况下，可用药液进行内冲洗或填入药栓。再者，要注意皮沟及皱褶处，尤其是阴蒂，阴蒂包皮也会藏污纳垢，形成包皮垢。严重者甚至导致包皮粘连，因而应格外注意清洗。

（4）清洗频率。并非洗得越勤越好，因为外生殖器皮肤黏膜表面形成的皮脂膜属于皮肤黏膜屏障的一部分，有助于防止病原微生物的侵袭。过多清洗反而降低了皮肤黏膜的屏障功能，并使外生殖器显得干涩。因此，最好是1~2日清洗一次，清洗液不要太热，清洗时手法不要太重，清洗后应换内裤，性生活后及时排尿，然后稍加清洗（不必清洗阴道）。注意以上几点即可保持女性外生殖器的清洁，也有利于夫妻性生活和谐。

17 常见的外阴炎症

非特异性外阴炎（单纯性外阴炎）

生活中理化因素刺激，不注意卫生，身体虚弱，均能使女性外阴部被细菌侵扰，引起外阴炎，如宫颈、阴道炎症；穿着不透气的尼龙内裤使阴道分泌物过多，刺激外阴；尿液浸渍外阴；使用不干净的卫生巾、手纸造成外阴感染等。这些因素都会为细菌在外阴部的生长繁殖创造条件。但由于这种外阴炎不是由特异的病原体引起的，而多为葡萄球菌、链球菌、大肠埃希菌等混合感染，故称非特异性外阴炎。

霉菌性外阴炎

由一种类酵母菌感染而引起的外阴炎。常与霉菌性阴道炎并存。

婴幼儿外阴炎

新生儿出生15天后，阴道内即有各种杂菌生长。由于婴幼儿外生殖器官发育不成熟，抵抗细菌感染的能力差，加之其外阴易被尿液浸泡、粪便污染，小孩又爱随地乱坐，这些都是易感染原因，可能引起婴幼儿外阴炎。

前庭大腺炎

多见于育龄女性。由前庭大腺被葡萄球菌、链球菌、大肠埃希菌等细菌感染所致，多引起急性炎症。

急性外阴溃疡

多由各种原因的外阴炎引起，一般是外阴炎性病变过程中的一种表现。

性病

在外阴尖锐湿疣、软下疳、生殖器疱疹、淋病等性病的发病过程中，外阴多会出现炎症表现。

18 单纯性外阴炎的常见病因及临床表现

单纯性外阴炎也叫非特异性外阴炎，是指外阴部的皮肤或黏膜发炎，分急性和慢性两种。由于外阴与尿道、肛门、阴道等邻近，行动时又受两腿摩擦，所以这些部位的炎症均可波及外阴。

单纯性外阴炎主要是由于不注意外阴卫生，受到下列因素的长期刺激而致病。

阴道分泌物刺激

由于阴道分泌物增多或经血、卫生巾刺激，均可产生不同程度的外阴炎。特别是当宫颈及阴道发炎时或患子宫颈癌时，分泌物明显增多，流至外阴，刺激外阴产生炎症。

其他刺激因素

如糖尿病患者的含糖尿液直接刺激；尿瘘患者长期受尿液浸渍；粪瘘患者当腹泻、便稀时受粪便刺激；肠道蛲虫。

混合性感染

多方面的刺激常引起混合性感染，致病菌常为葡萄球菌、链球菌、大肠埃希菌等。

一般炎症限于小阴唇内外侧，严重时整个外阴部均可发炎，肿胀、充血，严重时糜烂、形成浅表溃疡或成片的湿疹。患者自觉外阴部灼热、瘙痒或疼痛，排尿时尤甚。严重者腹股沟淋巴结肿大，压痛，体温可稍升高，白细胞增多。病程长则皮肤增厚、粗糙、有皲裂、奇痒。

糖尿病性外阴炎，外阴皮肤发红、变厚，常呈棕色，有抓痕。由于尿糖有利于霉菌生长繁殖，故常并发真菌感染。

慢性炎症时外阴瘙痒，呈苔藓化。

19 霉菌性外阴炎的常见病因及治疗方法

霉菌性外阴炎是由一种类酵母菌引起的外阴炎，最常见的病原菌是白色念珠菌，占感染的80%~90%。霉菌性外阴炎经常与霉菌性阴道炎并存，称为霉菌性外阴阴道炎。发病后外阴红肿，并有剧烈的外阴瘙痒，有时有灼热及疼痛感，性交及排尿时疼痛加重。

常见病因

以下几种情况容易发生霉菌性外阴炎。

（1）白色念珠菌往往存在于阴湿的环境中，如浴池、厕所、游泳池、潮湿的居室和衣柜等处，如不注意就很容易受到感染。

（2）有时阴道内已有白色念珠菌存在，但不发病，也无症状，当机体抵抗力下降时便会发生阴道炎及外阴炎。

（3）夫妇之间一方患病也可传给另一方。

（4）类酵母菌不但存在于阴道内和外阴部，亦可存在于人的口腔或肠道内，这几个部位的霉菌感染可以互相传播。

（5）妊娠女性、糖尿病患者或长期应用广谱抗生素的人，都容易发生霉菌性外阴炎。

治疗方法

霉菌性外阴炎必须经过系统而彻底的治疗方能痊愈。具体治疗方法如下。

（1）保持外阴清洁。每天用 2%~4% 的苏打水清洗外阴，拭干后涂以癣敌、克霉唑或制霉菌素软膏等，亦可涂 2% 龙胆紫溶液。

（2）治疗诱发疾病或除去病因。如治疗糖尿病，停用广谱抗生素，如果同时患有霉菌性阴道炎时亦应一并治疗。

（3）男方有生殖器霉菌感染时亦应同时予以治疗，未治愈前应避免性交。

20 外阴瘙痒的常见原因

外阴瘙痒作为女性常见的妇科症状，不仅造成女性身体上的不适，与之相伴的精神压力和情绪问题同样不容忽视。外阴瘙痒是一种难以启齿的困境。发生外阴瘙痒，不仅仅与不良卫生习惯、病菌感染、外阴病变等有关系，它还是女性生殖系统的异常征兆，甚至有可能是全身性疾病的前兆。以下是导致外阴瘙痒的常见病因。

性生活

对已婚女性来说，性生活是导致外阴瘙痒的一个重要原因。由于在人体肛周通常会有一些真菌存在，虽然一般情况下并不能引发病变，但在性交过程中，男性可能会将真菌带入女性阴道，从而引发真菌性阴道炎。所以在进行性生活之前，男女双方都应清洁外生殖器，以免发生交叉感染。避孕用品过敏也可引发瘙痒。避孕套是一种化学制品，少数女性会对其产生过敏反应。男性精液本身也是一种可引起过敏的物质，如遇上妻子是过敏体质，便可能发生过敏反应，导致外阴瘙痒，有时还会出现轻度充血和水肿。

生活方式

生活中的许多细节都有可能是外阴瘙痒的致病原因，而生活方式又是大多数女性容易忽略的一个发病环节。

局部刺激：一些女性因追求内衣色彩的艳丽和款式的新奇而忽略其质地，透气性差的化纤内裤以及来自一些织物染料的刺激，都会引发外阴瘙痒；经期使用的卫生巾质量不合格，也会将病菌直接带入体内引起外阴瘙痒。

清洁环节：以刺激性强的肥皂或洗浴液清洁外阴，会导致外阴瘙痒；对外阴清洁不够，也会导致皮脂、汗液、阴道分泌物、尿液等对外阴的慢性刺激，出现瘙痒；不当或过度清洗，会破坏阴道内部的环境，引发感染，也会导致瘙痒。所以，建议身体健康的女性只需保证每天清洗，不要盲目使用清洗液。

外阴病变

湿疹、神经性皮炎、疱疹、尖锐湿疣等外阴病变是引发外阴瘙痒的常见原因。对于外阴皮肤所发生的病变，女性可通过局部观察进行初步识别。

外阴湿疹：为皮肤局部边界不清的丘疹水疱，重者可有液体渗出。

神经性皮炎：瘙痒感剧烈，常因搔抓出现皮肤增厚现象，一般不出现明显的水疱。

生殖器疱疹：尿道口及阴道壁出现米粒大小且明亮

的水疱。

尖锐湿疣：典型特征是微小散在的乳头状疣，柔软且其上有细小的指状突起，起初是粉色或白色的小而尖的丘疹，而后逐渐增大、增多，融合成鸡冠状或菜花状，白带恶臭。

外阴营养不良：因为局部皮肤潮湿、末梢神经兴奋性改变、遗传、自身免疫等一些因素而引发的一组慢性疾病。除外阴病损区瘙痒外，还可出现外阴皮肤变薄，皮下脂肪消失，病变可波及整个外阴及肛门部位，表现为皮肤皱缩、硬化、变白。这些改变不断刺激其周围的神经末梢，发生难忍的顽固性外阴瘙痒。

阴道疾病

念珠菌阴道炎、滴虫性阴道炎、淋菌性阴道炎、支原体或衣原体感染等都可导致外阴瘙痒。其中最常见的是念珠菌阴道炎和滴虫性阴道炎。

念珠菌阴道炎：其表现为外阴瘙痒、灼痛，同时伴有尿频、尿痛。显著特征系阴道分泌物增多，为白色稠厚凝乳状或豆腐渣状。

滴虫性阴道炎：主要症状是外阴瘙痒及阴道分泌物增多，分泌物为稀薄泡沫状，多为黄白色或黄绿色。

女性可通过观察阴道分泌物特征，初步判断是否有阴道感染。如有疑虑，应到正规医院通过病毒检测、局部组织活检及病理检查、阴道分泌物检查等方法进一步确诊。

全身性疾病

　　一些全身性疾病如糖尿病、肝脏疾病、胆道疾病、肾脏病、红细胞增多症等，都会引起外阴变化并出现瘙痒。

药物过敏

　　一些过敏体质的女性服用磺胺类药物后可引发药疹、荨麻疹等过敏反应，导致外阴皮肤局部瘙痒。此外，使用药物做阴道冲洗或在阴道内置入药物，也会发生过敏，导致瘙痒。

营养因素

　　偏食的女性因为日常摄入食物中的铁质、维生素B_2、维生素 A、维生素 E、脂肪等营养成分不足，可导致外阴皮肤干燥、瘙痒。

精神因素

　　一些女性尽管身体没有疾病，但长期处在情绪过度紧张与烦躁的状态下也会出现外阴瘙痒，不良情绪缓解后可恢复正常。

21 外阴瘙痒的预防措施

很多外阴瘙痒都与生活方式有关，把好生活关是预防外阴瘙痒行之有效的方法。

（1）保持外阴清洁尤其是干燥，对预防外阴疾病十分重要。如需要使用清洗液，要在医生指导下使用。

（2）睡觉要穿宽松、舒适的内衣裤，不穿化纤织物的紧身内裤。

（3）注意饮食的相对清淡，不要过多食用辛辣刺激性食物，不过量饮酒。

（4）避免用过热的水冲洗外阴，不使用刺激性物品（如肥皂、沐浴液等）清洗外阴。

（5）如出现瘙痒，千万不要用手抓挠。

（6）出现瘙痒症状后，要停止性生活。

（7）注意经期卫生，使用合格卫生巾，并有规律清洗。

一旦出现外阴瘙痒，要正确对待，及时就诊。外阴瘙痒作为一种常见症状，女性应以平常心对待，不要因为害羞、惧怕就医，回避与家人交流，独自承受压力，擅自用药，甚至盲目相信一些广告宣传，延误治疗，造成身心健康损害。不鼓励出现外阴瘙痒的女性自己用药的原因是：一方面，用药后会影响医生对病原体的化验检查，干扰对病菌的及时判断；另一方面，错误用药会给患者身心造成伤害，加重其病情。

㉒ 常见的外阴畸形

～～～～～ 处女膜锁闭 ～～～～～

这种情况较常见。如果到了月经应该来潮的青春期而月经却从未来，但却伴有与月经周期相同的下腹部疼痛，有时在下腹部能触摸到逐渐增大的包块，严重者常伴有便秘、尿频、尿潴留等症状，这时就应当怀疑是否患有处女膜闭锁。但是，青春期不来月经并不都是由于处女膜闭锁所引起，处女膜闭锁需经妇科检查方能确诊。

～～～～～ 女性假两性畸形 ～～～～～

女性假两性畸形分原发性和继发性两种情况。原发性女性假两性畸形是常染色体隐性遗传性疾病，是由于胎儿的肾上腺缺乏合成皮质酮的一些酶，从而导致肾上腺皮质增生，产生大量的雄激素而使胎儿的外生殖器男性化。通常患儿出生时即有阴蒂肥大，甚至似阴茎大小，阴唇有不同程度的融合。随着婴儿长大，男性化日益明显，几岁时即有阴毛、腋毛出现，至青春期乳房不发育，月经不来潮，发生原发性闭经。虽然幼女期身体增长快，但因骨骺愈合早，至成年时反较正常女性矮小。继发性女性假两性畸形是由于孕妇在妊娠早期服用了具有雄激素作用的药物或食物造成的，人工合成孕激素、达那唑、甲基睾丸素等都有不同程度的雄激素作用，若用于妊娠早期保胎或服药过程中同时受孕，均可导致女胎外生殖器男性化，类似于原发性女性假两性畸形，但程度较轻，且在出生后男性化

179

不再加剧，至青春期月经来潮可有正常发育。

~~~~~~~~~~~~~~ 先天性腹膜鞘突囊肿 ~~~~~~~~~~~~~~

这是由于圆韧带及腹膜间积液引起外阴一侧出现肿块，经常在出生后不久即出现，也可在成人后出现。

总之，无论是先天性外阴畸形，还是后天性外阴畸形，都应该仔细对照，并在发现可疑症状时及时去医院诊治。

准确，但必须密切观察，及时处理。近年来，由于手术技术的提高，已可以较好地造一个人工阴道，所以有此情况的女孩子不必为此担忧。

什么是"白虎女"？

我国民间对无阴毛的女子俗称为"白虎"，把无阴毛的男子叫"青龙"。流传的说法认为"白虎"婚后会克夫，而"青龙"则克妻。其实这是一种迷信，它跟"某痣是凶痣""猪猴不到头"等夫妻相克的讲法同属无稽之谈。阴毛的发育在医学上属于第二性征范畴。在青春期开始时，女性最初出现的身体变化是乳房轻度发育，接着是阴毛出现（通常先于月经初潮的来临）。细分起来，女性阴毛是从幼年型经过几个不同的阶段逐步发育成成年女性型，并呈倒三角形分布的。男性阴毛发育的次序跟女性相仿，但其外形是呈正三角形的。人体阴毛的生长发育主要是受肾上腺皮质分泌的雄激素控制。无阴毛和阴毛稀少者性器官的发育一般都正常，既不会影响身体健康，也不会影响性生活和生育，更不存在克夫克妻的问题。

23 前庭大腺炎的临床表现

前庭大腺位于两侧大阴唇后部，腺管开口于小阴唇内侧靠近处女膜处，因解剖部位的特点，在性交、分娩或其他情况污染外阴部时，病原体容易侵入而引起炎症。前庭大腺炎症多发生于生育期年龄，婴幼儿及绝经后很少发生。病原体多半为葡萄球菌、大肠埃希菌、链球菌及肠球菌，少数为淋球菌。急性期局部疼痛、红肿，前庭大腺脓肿形成时疼痛最为剧烈。常有发热，寒战者较少。有时大小便困难。临床检查可发现大阴唇下 1/3 处有红肿硬块，触痛明显。如已发展为脓肿，多呈鸡蛋至苹果大小肿块，常为单侧性。肿块表面皮肤发红较薄，周围组织水肿，炎症严重时可向会阴部及对侧外阴部发展。局部触痛显著，有波动感，腹股沟淋巴结多肿大。

前庭大腺脓肿如不及时进行处理，偶可向后侧方向播散，形成直肠周围脓肿，有时甚至导致直肠溃破。脓肿切开排脓后，多数脓腔可完全闭合而痊愈，但也可形成瘘管，导致反复发作，经久不愈。前庭大腺炎急性期后，由于腺管口阻塞，腺内分泌液不能排出而潴留，形成前庭大腺囊肿。

24 前庭大腺囊肿的临床表现

前庭大腺囊肿系因前庭大腺管阻塞，分泌物积聚而成。在急性炎症消退后腺管堵塞，分泌物不能排出，脓液逐渐转为清液而形成囊肿，有时腺腔内的黏液浓稠或先天性腺管狭窄排液不畅，也可形成囊肿。若有继发感染则可导致囊肿反复发作。

前庭大腺囊肿位于阴唇后部的前庭大腺所在处，多为单侧性，大小不定，一般不超过鸡蛋大小，在大阴唇外侧明显隆起。有时囊肿仅限于腺体的一部分。浅部腺管囊肿较深部腺体囊肿多见。腺管如不闭锁，则囊肿大小常可变动。囊肿内容物为透明的黏液，很少为浆液性，有时混有血液而呈红色或棕红色，易误认为子宫内膜异位囊肿，特别是囊壁上皮含有假黄色瘤细胞时，更易混淆。

目前前庭大腺囊肿的主要治疗方法为囊肿造术（袋状缝合）。由于囊肿可继发感染，故应争取及早手术治疗。囊肿造术（袋状缝合）经多年实践证实，方法简便、安全、并发症少、复发率低，且可保持腺体功能。

25 外阴白斑（慢性外阴营养不良）的分类及发生病因

外阴白斑也称硬化萎缩性苔藓、硬化性苔藓、外阴干枯症等，现统称为慢性外阴营养不良，是指女性外阴局部的皮肤和黏膜组织发生变性及色素改变的一组慢性疾病。外阴白斑的癌变率大约在 10%，因此该病愈来愈受到重视。

外阴白斑的确切病因目前尚不清楚，按病理可分为增生型外阴营养不良、硬化苔藓型外阴营养不良以及混合型外阴营养不良三种类型。

增生型外阴营养不良

一般多发生于 30~60 岁女性。主要症状为外阴奇痒难忍，皮肤抓破后伴有局部疼痛。病变范围不一，主要波及大小阴唇、阴唇间沟、阴蒂等处，常呈对称性。病区的皮肤增厚似胶皮，隆起有皱襞或有鳞屑、湿样病变。初期皮肤颜色为暗红或粉红，随着病情加重，可出现界限清晰的白色斑块。一般无萎缩或粘连。目前一般认为增生型外阴营养不良可能与外阴局部潮湿和对外来刺激反应过度有关。

硬化苔藓型外阴营养不良

可发生于任何年龄，包括 10 岁以下的幼女，但多见于 40 岁左右女性。主要症状为病区发痒，一般较增生型营养不良轻，早期见粉红、白色或有光泽的多角形平顶小丘疹，融合成片后呈紫癜状，进一步发展时皮肤和黏膜变白、变薄、失去弹性，干燥易皲裂，晚期可出现性交困难。幼女患此病者多在小便或大便后感到外阴及肛周不适，外阴与肛周区可出现珠黄色花斑样或白色病损。硬化苔藓型外阴营养不良的发病因素有：①遗传因素，文献中有不少母女间、姐妹间家族性发病的相关报道；②自身免疫因素，研究发现患者中合并自身免疫性疾病（如斑秃、白癜风等）较对照组明显增加；③性激素，由于此病好发于成年女性，男女之比为 1∶10，患者血中睾酮水平明显低于正常同龄女性，提示睾酮不足可能为发病因素之一。

混合型外阴营养不良

可发生于任何年龄阶段，但以更年期女性居多。混合型外阴营养不良是增生型外阴营养不良和硬化苔藓型外阴营养不良的病情发展到Ⅱ期后期至Ⅲ期的结果，一般会出现两种类型的混合症状，主要表现为外阴明显萎缩、阴蒂包皮肥厚、角化明显、大阴唇皮纹粗、色素减退、局限性增厚溃疡等。同时，混合型外阴营养不良患者都有不同程度的头发干枯、白发、阴毛脱落、皮肤干燥、脸上或手上出现色素斑等症状，也会出现不同程度的心烦、口干、大便干、失眠多梦、性欲减退或无性欲等症状。

目前，在临床上认为混合型外阴营养不良的致病原因主要有三方面：一是阴部感染及炎症刺激，这是导致混合型外阴营养不良的主要病因，大约占所有患者总数的 50%；二是内分泌失调，如果人体内有酶的缺陷及免疫功能异常等导致内分泌紊乱，也容易引起混合型外阴营养不良；三是遗传因素，临床统计 10%~30% 的患者是因为遗传因素导致发病的，但遗传因素导致的外阴营养不良疾病主要以萎缩型为主，并且患者以幼女居多。

26 外阴白斑的治疗原则及预防措施

外阴白斑的治疗必须在确诊的情况下根据医生的建议进行。两种类型的外阴白斑在治疗上是有区别的。

发现外阴皮肤变白、瘙痒、白带增多时，应及时检查，必要时做病理切片以明确诊断。即使检查结果为阴性，也要注意症状的发展，外阴瘙痒的程度是否增加，患者自己可通过照镜子观察白斑是否扩大，如有发展就做一次病理切片检查。

患有外阴白斑的女性要经常清洗外阴，保持干燥、清洁，忌用肥皂或刺激性药物清洗外阴，不要食用辛辣或刺激性食物。衣着宜宽大，勤换洗，同时要注意穿用质地柔软的棉制品，不穿紧身内裤，不穿通透性不好的化纤内裤，少吃易过敏食物。

27 定期自检有助于早期发现外阴癌

女性外阴癌最常见的部位是大阴唇，其次是小阴唇，位于外阴前半部者居多，阴蒂包皮及尿道口周围较少见。大部分患者在发病前有多年的外阴瘙痒、外阴白斑、尖锐湿疣等病史。外阴癌不但生长缓慢，而且多为癌前病变。掌握一些有关常识，经常进行自我检查，有助于外阴癌的早期发现、早期诊断和早期治疗。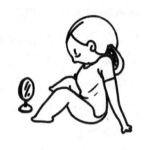

女性如何进行自我检查、早期发现外阴癌呢？

一查有无白斑。外阴与肛门周围是否有白斑，特别是那种皮肤皱缩变厚、始为红色、后为灰白色伴有瘙痒的白斑，经常是癌前期的表现。不过它需与白癜风相区别。白癜风为粉红色白斑，而且皮肤有光泽，仅为色素减退，无其他异常。

二查有无小结节。经常摸摸自己的大阴唇、阴蒂等部位，看是否有小结节存在。如发现有无痛的小结节，应警惕发生外阴癌的可能。

三查有无瘙痒。外阴瘙痒是一种病理现象，原因很多，如滴虫性阴道炎、念珠菌阴道炎、阴虱病等。若经一般治疗无效，而又查不出原因的严重顽固性外阴奇痒，就应考虑是否有癌变的可能。

假如上述三项中有一项发生变化，就应及时去医院做详细检查。若三项同时存在，外阴癌的可能性较大，更应认真对待。

28 阴毛无故脱落要重视

阴毛的多少与遗传因素密切相关，可以有较大的个体差异。与头发一样，阴毛也会因新陈代谢而发生脱落。阴毛大约每半年更换一次，每天有 10~20 根脱落。随着年龄增大，性激素分泌逐渐减少，毛囊渐渐萎缩，阴毛脱落增加，会变得逐渐稀少，并由黑变白，这均属正常生理现象，不足为奇。更年期前后，阴毛脱落速度加快，如无特殊异常表现，也属于生理性的，不必为此担忧。但有些人在成年甚至在青少年期就发生严重的阴毛脱落，这就应该引起高度重视，因为出现这种情况，大多数是因某种疾病所引起的。

女性阴毛提前脱落最常见的原因是垂体泌乳素瘤和垂体前叶功能减退症。前者可发生于任何年龄，后者多见于产后大出血的女性，两者的病变部位都在脑垂体。患了泌乳素瘤，血中泌乳素浓度就会升高，患者除闭经、溢乳外，腋毛和阴毛都会脱落。如果阴毛脱落伴有月经失调、闭经、乳头溢液、头痛等症状，则应当及早去医院就诊。

近几年，滥用药物已经成为阴毛脱落的一个不容忽视的因素。一些人滥用"壮阳"药，可发生"负反馈"作用，造成性腺萎缩、阴毛脱落。还有一些患者因病情需要，长期服用一些药物，如抗肿瘤药、抗精神病药以及治疗风湿疾病的药等，都可引起阴毛脱落。

此外，干燥综合征、甲状腺功能减退症、内源性肥胖症、肾上腺皮质功能减退症等，都可导致男女阴毛脱落。可见，阴毛脱落也可以是某些疾病的症状之一。如果阴毛明显脱落并逐渐加重，而且伴有其他症状，应及时就医。

第五章　心理健康

——给心情放个假　遇见更美好的自己

① 女性心理健康的标准

众所周知，人的心理健康不仅能给我们带来宽松愉快的生活环境，而且在某些时候还是战胜某些疾病的"康复剂"，也是延年益寿的"长寿丸"。这些对于女性来说尤为重要。因此，心理学家提出了女性心理健康的 10 条标准，而这 10 条标准对于任何一个人来说也都是适合的。

◆ 有充分的安全感。

◆ 充分了解自己，并能对自己的能力做恰当的估计。

◆ 生活的目标和理想符合实际。

◆ 能与现实环境保持接触，并能很好沟通。

◆ 能保持个性的完整与和谐。

◆ 具有从经验中学习的能力。

◆ 能保持良好的人际关系。

◆ 适度的情绪发泄与控制。

◆ 在不违背集体意志的前提下有限度地发挥个性。

◆ 在不违背社会道德规范的情况下能适当满足个人基本需要。

但是根据我国当代女性的实际情况，女性心理健康的标准还应该照顾到以下几个方面。

智力正常　智力正常是人类正常活动最基本的心理条件，所以是心理健康首先应当考虑的标准。心理学家通常用智力测验来衡量人的智力发展水平，智力水平的高低常用智商（IQ）来表示。智商 ≥ 90 为正常，< 70 为智力落后。智力不正常的人心理不可能健康，但是 IQ 高也不能保证心理就是健康的。

善于调节与控制情绪

一方面，客观外界事物的刺激引起相应的情绪变化是情绪健康的标志之一，人非草木，孰能无情，一个人不可能对周围的一切熟视无睹。但是这种变化要顺应客观事实，如果一个人遇到失败后反而高兴，得到别人的赞美后反而愤怒，这就是一种心理不健康的表现。另一方面，要保证有比较稳定的情绪，如果情绪经常很不稳定，变化莫测，与他人很难相处，则不是一种健康的心理。心理健康的女性能经常保持愉快、开朗、自信、满足的心情，并且能够很好地控制自己的情绪，善于从生活中寻找快乐，对未来的生活也就充满了希望。

能适应并积极改变现实环境

适应和改变环境是指在社会交往过程中，有积极的处事态度，以及清晰正确的认识，心理行为也将会顺应社会进步的趋势，勇于改造周围环境，以达到自我实现与对社会奉献的协调统一，而不是把自己封闭在自己的小天地里，不去接触外面精彩的世界。

人格的完善与健康

人格通常来说指的是个性，是指一个人整体的精神面貌，即具有一定倾向性的心理特征的总和。人格完整健康的主要标志是：①人格的各个结构要素，即气质、性格、能力和活动的倾向性方面等都不存在明显的缺陷；②具有清醒的自我意识，不产生自我统一性的混乱；③人格的各个构成要素不是孤立存在的，是错综复杂交互联系在一起的一个有机整体。如果各种构成要素之间关系协调，人的行为就会是正常的，否则，就会造成人格分裂，产生心理问题。

自尊、自爱、自信、自强

男尊女卑的社会传统偏见和生理上的特点造成了女性的被压抑心理。女性心理健康的标准应当考虑到女性的自尊、自爱、自信、自强等要素。而女性也要正确地认识和评价自己，看到自己的才华和能力，要有自信，同时要有自己独立的观点，不要随波逐流，盲目随从。

人际关系协调

和谐的人际关系是心理健康的重要标志。心理健康的女性在人际交往中一般能做到以下4点：①以积极的态度参加社会交往，不孤僻，不冷漠；②能客观公正地评价自己和别人，取人之长、补己之短，宽以待人、助人为乐；③在自己的生活领域中既有稳定而广泛的人际关系，又有知己的朋友；④一身正气，坚持原则，对身边的坏人坏事敢于斗争，对朋友的缺点错误勇于批评指正。

心理表现符合年龄特征

人的一生要经历儿童、少年、青年、中年、老年等年龄阶段。人的心理发展既有连续性又有阶段性，表现出不同的年龄特征，这是一条规律。人的行为表现总的来说应该与年龄相符，如果出现严重的不相应状态，就是心理不健康的表现。例如十五六岁的少女爱说爱动，对未来怀着诗情画意般的憧憬，对异性开始产生朦胧的思慕和好奇，这都是正常的，是和年龄相符的。而如果此时的她还像一个儿童一样懵懂无知，那就是不正常了。

心理健康的意志标准主要表现在意志的自觉性、果断性、坚持性和自制力等方面。意志的自觉性表现为人对自己的行动目的有正确的认识，并能够主动地支配自己的行动，以达到预期的目标。如果做事缺乏明确的目的，或者对目标朝令夕改，则是意志不健全的表现。意志的果断性是指一个人善于明辨是非，能当机立断采取决定并执行决定。果断性以有胆有识和勇敢的行为为特征。与果断性相反的是优柔寡断与草率从事。意志的坚持性是指一个人在执行决定时能够坚持不懈，不达目的誓不罢休。自制力好，既有现实目标的坚定性，又能克制干扰目标实现的愿望、动机、情绪和行为，不放纵任性。

女性朋友可以参照以上这些标准来检查自己的心理是不是健康的，如果答案是否定的，那么就应该注意在以后的生活学习和工作中，来呵护一下自己的心理了，可以给它加一些"营养"，同时保持一颗乐观向上的心态，要相信心理问题会离你而去。

② **性格特征对心理健康的影响**

女性是一组特殊的人群，她们拥有细腻的心思，她们的烦恼可能会比男人更多，但那些所谓的烦恼可能都是一些非常细微的小事，有部分女性因为性格的原因比其他女性烦恼更多，尤其是以下 6 类性格特征更容易出现心理问题。

感情用事的女性

她们在受到伤害时，只会悲痛地诉说如何遭受伤害，但并不清楚自己伤心的原由和受到伤害的原因。

固执己见的女性

她们大多遇事听不进亲朋好友的劝告，不愿承认自己的致命弱点。

过度迁就的女性

在现实生活中，这类女性对别人过度迁就，要是偶尔有所违背，便成为冲突和摩擦的导火线。

喋喋不休的女性

她们无法让别人有相对安静的环境，久而久之，使他人产生厌倦情绪。

顾虑重重的女性

在面对问题时，她们大都表现出了懦弱、无知和茫然，患得患失。

过分依赖的女性

她们在心态上尚未成熟，生活中一出现问题就向别人求援，不会和别人共同设法解决。

③ 影响女性心理健康的主要因素

女性天生多愁善感，对外界的反应更为强烈，因此女性更容易受不良因素所左右，而产生巨大的心理压力，进而可能产生各种心理问题。影响女性心理健康的主要因素包括如下几点。

工作压力

因为工作任务繁重，使职业女性不堪重负，无法从工作中得到乐趣。这是影响职业女性心理健康特别重要的因素。很多心理压力大的职业女性往往对工作感到倦怠，工作积极性下降，工作效率降低，更容易出现工作失误，而一旦失误遭受批评，又加大了心理压力，形成恶性循环。

人际关系

职业女性心理健康在职业人际交往中备受考验。要强的职业女性，当上级领导或者外界不认可她们工作的时候，很容易自卑。而当她们受到指责时，更会觉得受到了嘲弄，伤害了自尊心。这种心理上的不健康还会给职业女性带来各类身体疾病。

表情暴力

所谓影响女性心理健康的表情暴力，是指办公楼里打照面的人"表情不好"，不是双眉紧锁，就是木讷茫然。心理专家认为，这种表情暴力，其实只是当事人遭遇挫折和失败后的一种自然反馈方式。但女性天生敏感的心对这种表情的猜忌和怀疑常常会让自己感到烦躁不安。

婚姻家庭

女人是感性的动物，对很多女性来讲，家才是她们一生的事业。相比于工作来说，她们可以为了家庭而不惜牺牲事业，这是男人很难做到的。也正是因为女人如此重视家庭和婚姻，因此一旦家庭关系出现问题，对女性心理健康的打击是致命的。

女性接受来自各方面的压力时需要及时调节、放松心态，以保障女性心理健康的持续发展。一旦发现有不良情绪和心理压力，要尽快消除，以避免产生严重的心理问题，甚至抑郁症、焦虑症等严重心理疾病。

④ 如何自我释放心理压力

现代都市中高强度、快节奏的工作、生活让很多女性都为压力所困，她们既要在职场成为一名女强人，又要在家里当好一名合格的家庭主妇，这样长期处于高度紧张的状态下，且常常得不到及时调理，久而久之便会产生焦虑不安、精神抑郁等症状，严重者甚至会诱发心理障碍或精神疾病。那么女性应该如何自我释放心理压力呢？

（1）学会自我调试，及时放松自己，保持心理的平衡和宁静。针对精神长期高度紧张的情况，女性应学会自我调试，

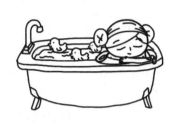

及时放松自己。如参加各种体育活动，下班后泡泡热水澡，与家人、朋友聊天，双休日出游，还可以利用各种方式宣泄自己压抑的情绪等。另外在工作中也可以放松，工作之余可以听音乐，与同事聊聊天、讲讲笑话等。同时在复杂紧张的工作中，应保持心理的平衡与宁静。这就要求职业女性应养成开朗、乐观、大度等良好的性格，为人处事应该稳健，要有宽容、接纳、超脱的心胸。

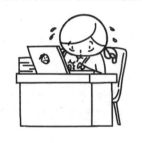

（2）合理安排工作和生活，制定切合实际的追求目标，正确处理人际关系。职业女性之所以精神高度紧张，一方面是由于工作量大引起的，另一方面也和白领自身处理问题的态度和方法有关。白领应学会应用统筹方法，以提高工作效率。在工作和生活上应有明确界限，下班后就应充分休息，多参加体力活动，以做到劳逸结合，即脑力劳动和体力劳动结合。

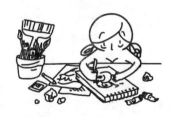

（3）增强心理素质，提高抗干扰能力，培养多种兴趣，积极转移注意力。由于客观原因，白领大多不得不处在一种工作压力较大的状态下，这就要求一方面要积极调试放松，另一方面白领也应积极增强自己的心理素质。如调整完善自己的人格和性格，控制自己的波动情绪，以积极的心态迎接工作和挑战，对待晋升加薪应有得之不喜、失之不忧的态度等，通过这些以提高自己的抗干扰能力。生活中白领应有意识地培养自己多方面兴趣，如爬山、打球、看电影、下棋、游泳等。兴趣多样，一方面可及时调试放松自己，另一方面也可有效地转移注意力，使个人的心态由工作中及时地转移到其他事物上，有利于消除紧张和疲劳。

（4）寻求外部的理解和帮助。白领如产生心理问题，可经常向家人、知己倾诉，心理问题严重的可寻求心理医生的帮助。寻找机会，参加有关心理学的培训和学习，如美国和加拿大等国的许多大企业就要求员工参加工作压力管理和减压等心理训练课程的学习，同时这些国家也要求企业提供学习、训练的机会。

（5）运用言语和想象放松。通过想象，训练思维"游逛"，如"蓝天白云下，我坐在平坦绿茵的草地上""我舒适地泡在浴缸里，听着优美的轻音乐"，在短时间内放松、休息，恢复精力，让自己得到精神小憩，你会觉得安详、宁静与平和。

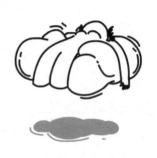

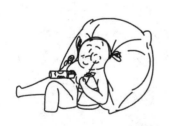

（6）支解压力和吃零食法。请你把生活中的压力罗列出来，一、二、三、四……，一旦写出来以后，就会发现只要你"个个击破"，这些所谓的压力便可以逐渐化解。吃零食并不仅仅是为满足饥饿的需要，而在于对紧张的缓解和内心冲突的消除。

（7）想哭就哭。医学心理学家认为，哭能缓解压力。心理学家曾给一些成年人测验血压，然后按正常血压和高血压编成二组，分别询问他们是否哭泣过，结果87%血压正常的人都说他们偶尔有过哭泣，而那些高血压患者却大多数回答说从不流泪。由此看来，让人类情感抒发出来要比深深埋在心里有益得多。

（8）一读解千愁。在书的世界里遨游时，一切忧愁悲伤便付诸脑后，烟消云散。读书可以使一个人在潜移默化中逐渐变得心胸开阔，豁达，不惧压力。

（9）拥抱大树。在澳大利亚的一些公园里，每天早晨都会看到不少人拥抱大树。这是他们用来减轻心理压力的一种方法。据称拥抱大树可以释放体内的快乐激素，令人精神爽朗。

（10）运动消气。法国出现了一种新兴的行业——运动消气中心。中心均有专业教练指导，教人们如何大喊大叫、扭毛巾、打枕头、捶沙发等，做一种运动量颇大的"减压消气操"。在这些运动中心，上下左右皆铺满了海绵，任人摸爬滚打，纵横驰骋。

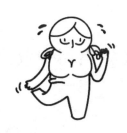

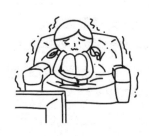

（11）看恐怖片。英国有专家建议，人们感到工作有压力是源于他们对工作的责任感。此时他们需要的是鼓励，是打起精神。所以与其通过放松来克服压力，倒不如激励自己去面对更加充满压力的情况，例如去看一场恐怖电影。

（12）嗅嗅香精油。在欧洲和日本，风行一种芳香疗法。特别是一些女孩子，都为这些由芳草或其他植物提炼出的香精油所"醉倒"。香精油能通过嗅觉神经刺激或平复人类大脑中的紧张因子。

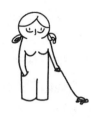

（13）穿上称心的旧衣服。穿上一条平时心爱的旧裤子，再套一件宽松衫，你的心理压力不知不觉就会减轻。因为穿了很久的衣服会使人回忆起某一特定时空的感受，并深深地沉浸在缅怀过去如梦般的生活眷恋中，人的情绪也为之高涨起来。

（14）养宠物益身心。一项心理学试验显示，精神紧张的人在观赏自养的金鱼或热带鱼在鱼缸中姿势优雅地翩翩起舞时，往往会无意识地进入"宠辱皆忘"的境界，心中的压力也大为减轻。

5 青春少女产生心理问题的常见原因

随着心理的成熟，少女也会有许多复杂的事情要考虑，甚至操心。其中最关心的是对"自我的认识"，即怎样认清自己的行为、性格及心理上的表现。在日新月异、快速成长的过程中，觉得时时刻刻都要去摸索自己"心理上的肖像"，即去发觉自己的性格如何，自己在别人眼里的印象，自己的兴趣及志向在何处，将来会成为一个什么样的人等。由于对成长变化的"自我肖像"常摸索不清而感到烦恼，同时也对别人的批评与反应甚为敏感，只要稍微被人批评就反应强烈，而且很难过。如何正确认识自己，并增强自己的信心，是少女们常遇到的内心顾虑。

性心理

随着性生理的发育，少女的性心理也随之发展。生理上的性别取决于人的解剖器官与生理现象，但是在心理及行为上，每位少女都要学习如何按"生理性别"角色去讲话、动作、穿着，怎样才能引起异性的好感与喜欢，如何与异性朋友结交相处等。只有"生理性别"与"心理性别"相统一，才能完全定义为男性或女性。这些心理上的问题，也常是烦恼、压力的来源。

家庭关系

如何与父母亲相处，是少女们容易产生心理负担的原因之一。随着思考方式的改变，年轻人改变了对父母的看法，开始批评父母的言行，甚至"看不起"父母，形成代际隔阂。假如父母处理不当，就有亲子关系的冲突而不悦。再者，年轻人追求独立自主，力求减少依赖父母，而有些父母却不关心孩子的自主精神，这样容易引起争吵、家庭不睦。

朋友关系

与同学、朋友交往是少女的一种需要，在交往中相互学习、帮助，会增长知识。因此少女们的朋友感情非常浓厚，自己是否被别人喜欢，是否被朋友接纳很重要。对于同学或朋友的言语很敏感，也容易产生嫉妒或争夺别人关心的现象。有时，受到群体朋友的压力，非采取某种行为不可，唯恐被大家排挤，也是心理问题根源之一。

⑥ 如何判断青春期少女心理是否健康

青春期是从童年到成年的过渡时期，在生理、心理上有许多变化，如情绪容易波动、爱慕异性、兴趣易转移等。青少年的心理是否健康主要体现在以下 7 个方面。

与别人相似

人与人之间都彼此相似。当听到月亮时，联想到太阳或星星，都是正常的反应，但如果联想到死亡，就让人难以理解。这种情况出现多了，就应注意心理状态是否正常。如果一个人的想法、言语举止、嗜好、服饰等与别人相差太大，则其心理可能不够健康，就应该引起重视了。

与年龄相符

人的行为是随着身心的发育而变化的。各种年龄的人在想法、兴趣、行为上都有不同。青春期应是精力充沛，活跃好动，而少年老成的学生从心理卫生的角度来看，实际上是不太健康的。

善于与人相处

每个人都生活在社会中，都是社会的一个成员，一个人不可能脱离社会而单独存在。青春期应该是社交范围不断扩大，并且能做到在交往中互相取长补短，培养互助合作精神。如果出现不愿与人相处或害怕与人相处等现象，则要重点关注心理问题了。

乐观进取

情绪愉快表示心理健康。乐观的人对任何事物都积极进取，无论遇到什么困难都不畏惧，即使遇到不幸的事情也能很快地重新适应，而不会长期沉陷于忧愁苦闷之中。相反，多愁善感、情绪经常忧郁的人心理上是不健康的。而且，情绪愈低，心理不健康的程度也愈重。

反应适度

每个人对事物的反应速度与程度都不相同，但差别不会太大。若反应偏于极端其心理就不健康。如学生因考试失败而一时不悦是正常的现象，但若为此而几天不吃饭，甚至有轻生的意念，就可能是心理不健康的。当然，对考试失败无动于衷的学生，心理也未必健康。

面对现实

心理健康的人都能面对现实。遇到困难，他们总是勇于承认现实，找出问题所在，设法解决。相反，心理不健康的人，由于不能适应环境，往往采取逃避现实的方法。这些都不能解决实际问题，只能达到自我欺骗的效果，久而久之还会发展成病态。

思维合乎逻辑

心理健康的人无论做什么事都会有条不紊，专心致志，有克服困难的决心和毅力，而不是三心二意，有头无尾。他们的思维合乎逻辑，说话条理分明，而不是东拉西扯，随说随忘。

7 孕产期的心理变化

孕产期是女性特有的关键期。这个时期女性经历怀孕和生产的特殊过程，其心理和情绪状态往往会发生很大的变化，这种变化不仅对胎儿的发育有很大的影响，往往还会引起孕妇产生严重的焦虑，从而导致流产、早产、产程延长和难产等。孕产期的心理变化主要表现在以下几个方面。

（1）生男生女产生的压力。虽然我们国家在破除封建观念上做了很多工作，但仍有一些家庭抱着生男比生女好的观念，并给孕妇灌输相应的思想，使孕妇从怀孕开始，就担心自己生下女孩而遭到家人的嫌弃。

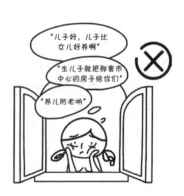

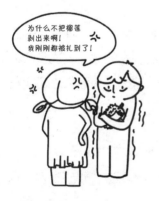

（2）家庭对妊娠期的过度重视，同样会使孕妇出现心理改变。许多家庭对孕妇每一个细微的变化与要求都给予足够的关心与满足，因而使某些孕妇产生自骄自怜的心理，稍有不满就发泄怒气。

（3）怀疑与恐惧心理。由于对胎儿的期望值高，有些孕妇担心不能顺利分娩或不能生一个健康的婴儿，甚至担心在分娩时发生意外而死亡。这些心理活动在分娩临近时表现得尤为强烈。

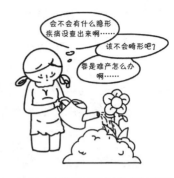

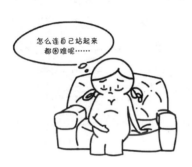

（4）孕期生理变化引起的心理变化。怀孕早期出现的早孕反应以及随着胎儿的长大会给孕妇带来的行动不便，让有些孕妇会感到难受和后悔，认为自己不该怀孕，易烦躁、发脾气，甚至迁怒于家人。

⑧ 孕产期抑郁的常见表现及预防措施

　　孕产期抑郁可分为产前抑郁和产后抑郁两种。产前抑郁一般在怀孕早期3个月和后期3个月症状比较明显。孕妇会出现郁闷、胆怯、空虚、烦恼、愤怒、焦虑、自卑、绝望等心理障碍。产后抑郁则分为产后抑郁情绪、产后抑郁症和产后精神病。

　　产后抑郁情绪一般在产后3~4天发生，持续几天，一般不会超过2周。产后抑郁症则是以情绪持续低落为基本特征的精神障碍。产后2周内发病，产后4~6周逐渐加重。有25%~50%的患者可持续至产后6个月甚至更长的时间。产后精神病是较为严重的心理障碍，一般在产后2周内急性发作，大部分病例需要经过精神科治疗才能恢复。

专家认为，孕产期的抑郁由多方面原因造成，包括孕产期的内分泌因素、家庭关系、生活压力、经济状况等社会因素。此外，文化程度、生男或生女的压力、职业等也是影响因素。因此，做好孕产期的心理保健是一个非常值得重视的问题。

首先，社会应提高对孕产期女性心理的重视，积极引导孕妇健康的心理状态。其次，家庭和睦、夫妻间的相互理解和支持，也是孕妇保持良好心理状态的重要条件。另外，孕妇自身也应进行心理调节，怀孕期间出现的各种生理变化是正常的，一个新的生命即将孕育而生，这是一件非常伟大的事，要以平常心对待这些变化，保持平和、开朗、活泼的良好心理状态。最后，积极提倡和引导新妈妈进行正确的母乳喂养，激发其母性的本能，帮助她们认同母亲的角色，树立做母亲的自信，从而有效防止抑郁症的发生。

孕产期抑郁已成为影响女性心理健康的一大因素。专家针对越来越多的准、新妈妈在孕产期的抑郁，提出了"三级预防"模式。一级预防是在孕期加强保健，加强家属及医务人员支持，改善居住环境等；二级预防指在孕期开展抑郁症筛查，对具有抑郁症高危因素的孕产妇进行高危管理；三级预防指必须进行心理干预和药物治疗。

⑨ 关注更年期女性心理健康

更年期是人生的一个特殊时期，是生理和心理容易出现各种异常现象的时期。在这期间，90%以上的女性会出现不同程度的心理疾病，大部分人能平安地度过这一时期，但如果不引起注意，不仅会诱发身心疾病，而且严重影响家庭幸福。

更年期是人人都会经历的生命历程，有的女性对发生在自己身上的更年期症状常会胡思乱想，产生悲观、忧郁、烦躁不安和神经质等不良心理。常见的不良心理有以下几种。

焦虑心理

这是更年期常见的一种情绪反应，常常由于很小的刺激而引起大的情绪波动，爱生气和产生敌对情绪，精神分散难以集中。

悲观心理

由于到了更年期之后常有一些症状出现，这些症状虽然没有大的影响，可是常以这些症状的产生感到顾虑重重，甚至任何一点不舒服就怀疑自己疾病非常严重，甚至情绪消沉，怕衰老，担心记忆力减退，思维零乱或者喜欢灰色的回忆，即回忆生活中一些不愉快的事。

个性及行为的改变

这些改变表现为多疑、自私、唠唠叨叨、遇事容易急躁甚至不近人情。无端的心烦意乱，有时又容易兴奋，有时伤感，也有的会孤独、绝望，在单位和社会交往中人际关系往往不够协调。

抑郁症状

更年期女性可有较重的消极情绪，表现出对生活失去快乐、生活单调呆板、没有动力，以及对生活、工作，包括对文体娱乐活动等均没有任何兴趣，对任何事情都感到无意义，甚至有自杀意念。

以上这些不良情绪及心理状态会不断加重更年期症状，而这些症状又反过来影响情绪和心理状态，造成恶性循环，严重危害着更年期女性的身心健康。总之，处于更年期的女性一定不能忽略自己的心理健康，无论是身体还是心中有何不适要及时调节或是去医院检查，预防心理疾病。

⑩ 如何判断自己是否已进入更年期

从生物学角度来说，更年期一般指的是女性从卵巢功能开始衰退，雌激素分泌逐渐减少，导致子宫内膜周期性的生长和脱落受到影响，直到不再脱落出血，也就是绝经后一年的这段过渡时期。但是，在现实生活中，除了绝经外，我们并无法直接知道自己的卵巢功能是何时衰退的，所以，这时必须借助一些更年期的外在症状表现，来提前知道自己是否已进入更年期。

月经紊乱

女性在更年期由于雌激素水平容易波动异常，所以在绝经之前，月经周期可能会忽长忽短，月经量时多时少，这都是正常的生理现象。

情绪不稳定

因为女性体内激素水平发生变化，从而出现情绪不稳定情况，可能会有焦虑、暴躁等问题出现。

脸色潮红、频频出汗

通常表现为女性脸部一直到全身突然发红、发热，还会冒汗，常常持续数秒、数分钟甚至更久，有些人1个月会有几次，而有些人可能一天多次。虽然这也是正常现象，但如果发生在夜间，就很容易影响睡眠质量，导致难以入睡、失眠、经常半夜醒来等问题。

第二性征发生改变

雌激素的减少，或无法继续维持女性第二性征功能，因此，这个时期的女性皮肤或显得非常松弛、粗糙、毛孔变大、声音也变得有些沙哑，如同男性，乳房可能会下垂比较严重。

腰酸背痛

女性的骨钙含量也跟雌激素水平密切相关，雌激素不足会导致女性钙质流失的速度加快，容易引起腰酸背痛、骨质疏松和关节疼痛等问题。

11 如何正确疏导更年期女性存在的心理健康问题

更年期，这一特殊时期如果调整不好会给个体带来诸多麻烦。如果能够正确认识，合理对待，则仍能焕发出青春活力，因而更年期又称为第二青春期。因此对更年期的心理健康干预尤为重要。

科学认识更年期，加强自我心理调适

更年期是人体从成熟逐渐转向衰退的转折时期，是生命的必然过程，是不以人的意志为转移的自然规律，每个人更年期的反应及征象表现程度、轻重、时间长短各不相同，但均存在更年期。对于即将进入更年期的人，尤其是女性要有充分的思想准备，努力提高自我控制能力。对于症状所带来的苦恼，要善于自我调节，切忌盲目疑虑，无休止地寻找和探求自己身体上所出现的任何一点不适，以免因心理问题导致身体疾病的发生。

正确对待更年期出现的症状

更年期由于体内激素水平的变化会出现许多身体不适，也是许多疾病，诸如肿瘤、高血压、脑动脉硬化、心脏病等的好发时期。女性应每年定期进行妇科及乳腺健康检查，以免延误诊断和治疗。

保持平和心态和有规律的生活

如按时用餐、按时休息和按时起床，劳逸结合，避免过度劳累，适当加强体育锻炼，丰富生活内容。正确地认识和评价个人、家庭、社会。家属要多给予关心、理解和照顾，使之平稳度过更年期。

努力克制情绪，增强心理承受能力

更年期的女性应该多接触外界环境以及新鲜事物，不要在行动上和思想上实施自我封闭，尽量把内心积聚已久的烦恼和痛苦倾诉出来，可以宣泄情绪增强内心的承受力。

更年期是每个人都要面对的一个生理过程。更年期女性要转变对心理健康的认识，知道心理同身体一样都是需要保持健康的。只有这样才能从根本上重视女性更年期心理健康，并积极在日常生活中进行调节，降低心理疾病的发病率，从而可以间接预防多种身体疾病的发生。

⑫ 如何判断更年期女性心理是否健康

女性更年期心理健康的标准包括以下几点。

◆ 充分认识自己的价值，有自信心。

◆ 愿意与人友好相处。

◆ 自尊、自爱。

◆ 善于从异性的诱惑中解脱出来，保持心理平衡。

◆ 智力正常。

◆ 心理表现符合年龄特征。

◆ 性格开朗、乐观，善于控制情绪。

若想保持女性更年期心理健康，必须做好心理调适。心理调适的最重要一点是善于调节情绪，即凡做每一件事，总要向最好的结果努力，但面对生活的艰难和不公正不要斤斤计较。在不顺心的境遇中学会安慰自己，遇到不愉快的事情，要主动向伴侣、知心朋友、同事或单位领导倾诉内心的忧郁和痛苦，学会在失意时转移注意力，逐渐淡化消极情绪。另外，在社交中增强自信，学会正确处理好婆媳、姑嫂、夫妻、邻里、上下级、同事、朋友之间的关系，切忌斤斤计较，苛求于人。要心胸开阔、责己严、待人宽。对于各种挫折，要增强生活的勇气，以乐观的情绪面对挫折和不幸。这都是保持女性更年期心理健康的精神调节方法。

13 女人幸福感缺失的常见心理表现

不善于发现阳光面

生活中有许多积极的、好的方面，但许多人却忽略了它们，"只看到自己的不幸，忽略了自己的幸福""放大别人的幸福，缩小自己的快乐"是其真实写照。一些媒体为了吸引眼球，也对生活中的负面事件大肆宣传报道。虽然在一定程度上满足了人们的好奇心，但同时也削弱了人们的积极心态。

缺乏信念

在经过几十年冲刺般的财富赛跑后，一些人除了赚钱，不知道人生中的目标与追求到底是什么，甚至不知道自己究竟想要什么。这种缺乏信念与理想的状态，难以产生长久、快乐的幸福感。

总爱比较

现代人把主要精力都投入到竞争中，比职位、比房子、比财富……比来比去，人们的心里只剩下欲望，没有了幸福。一旦人追求的不是如何幸福，而是怎么比别人幸福时，幸福也就离你远去了。

不知道奉献

美国哈佛大学的一项研究曾显示，在生活中多去帮助他人，能让自己感到更快乐。但现代社会中，乐于无私奉献的人越来越少，斤斤计较的人越来越多。如果你总算计着"我能从中得到什么""做这件事值不值得"，就会生活得很累。

不知足

俗话说"知足者常乐"，但能知足的人越来越少了，有了房子想换更大的，有了工作想换更好的，有了钱想赚得更多……这些欲望，使人无休止地奔波劳碌，硬撑着去争取登上那"辉煌"的顶峰。

倾向于"右脑"思维模式

社会虽然通讯高度发达，但人们的心灵却渐渐疏远了。现在的人越来越倾向于"右脑"思维模式，而右脑掌管个体、权力、地位等，对于幸福的感受度是 0。幸福感来自于左脑的感受，很多时候不是生活中的幸福少了，而是人们不再掌握感受幸福的能力。

过于焦虑

购房、子女养育、家庭养老负担等问题，因为职场晋升空间感到担忧而产生的工作压力，朋友同事之间人际关系的处理等都成为了中国人的"压力源"。在大城市中，无论老人、年轻人还是孩子，多处于一种烦躁不安的焦虑状态，这让人们无法从心底感受到幸福。

14 人际交往中应避免哪些不健康的心理状态

社会心理学家经过跟踪调查发现，在人际关系交往中，心理状态不健康者，往往无法拥有和谐、友好和可信赖的人际关系，在与人相处中，既无法得到快乐满足，也无法给予别人有益的帮助。为了拥有和谐愉快的人际关系，社会心理学家归纳出以下几种常见的不良心理状态，请女性朋友在与他人交往中努力避免。

自卑心理 有些女性朋友因为容貌、身材、修养等方面的因素，在与他人的交往中有自卑心理，不敢阐述自己的观点，做事犹豫，缺乏胆量，习惯随声附和，没有自己的主见。在交流中无法向别人提供值得借鉴的有价值的意见和建议，让人感到与之相处是浪费时间，自然会避而远之。

嫉妒心理 有人说嫉妒是女人的天性，尤其在与人的来往过程中，这点女性朋友要格外注意！在和人的交往中，往往会出现以下情况：对别人的优点、成就等不是赞扬而是心怀嫉妒，期望着别人不如自己甚至遭遇不幸。试想，一个心怀嫉妒之心的人，绝对不会在人际交往中付出真诚的行为，给予别人温暖，自然不会讨人喜欢。

多疑心理

朋友之间最忌讳猜疑，无端怀疑别人。有些人总是怀疑别人在说自己的坏话，没有理由地猜疑别人做了对自己不利的事情，捕风捉影，对人缺乏起码的信任。这样的人喜欢搬弄是非，会让朋友们觉得她是捣乱分子而避之不及。

自私心理

有些人在与人相处中，总想捞点好处，要么冲着别人的位子，要么想从别人那里得点实惠，要么为了一事之求，如果对方对自己没有实质性的帮助就不愿意和对方交往。这种自私自利的心理容易伤害别人，一旦别人认清其真实面目后，就会坚决中断与其交往。

游戏心理

在与别人的交往中，缺乏真诚，把别人的友情当儿戏，抱着游戏人生的态度，不管与谁来往都没有心理的深层次交流，喜欢做表面文章。当别人需要帮助时，往往闻风而逃，这样的人无法结交真正的朋友。

冷漠心理

孤芳自赏，以为自己是人中凤、天上仙，总是最棒的，把与人交往看成是对别人的施舍或恩宠。自我感觉特别良好，总是高高在上，端着架子，一副骄傲冷漠的样子，让别人不敢也不愿意接近，自然不会拥有朋友的。

成见心理

对己自由主义，事事放纵；对人马列主义，事事计较，而且极为刻薄。因为一件事情而对别人怀恨在心，心生怨恨，从此认定对方不值得交往。这样的人在人际交往中往往容易走死胡同，与事与人斤斤计较，朋友会越来越少。因为没有一个人是永远不犯错误的，不懂得原谅就不会长久地拥有友情。

15 心理问题的求助与治疗

心理健康的重要性已经被大家逐渐认识并认可，因此很多人都开始关心自己的心理健康。事实上，我们大多数人在生命中的某个时刻都会出现以下某些不健康的心理现象或问题，如长时间处于愤怒、悲伤或者焦虑的情绪中，或者正在为关系里的冲突或人际沟通问题苦苦挣扎，或正在经历特定的痛苦事件，比如亲人的离世、分手或失业，或者正在努力应对身份认同和自尊的问题，又或者深陷拖延之中，无法推进工作与学习等。那么，这个时候也许我们就需要尝试一下心理求助与治疗了。

日常生活中，如何判断我们的心理问题是不是严重，该不该看心理医生呢？主要从以下 4 个方面判断。

是否有异常的症状

如情绪低落、哭泣、愤怒、焦虑等，甚至产生自杀或伤人的念头，持续不断地一天洗几百次手、接连不停地查看煤气开关等强迫症的症状等。

严重程度

不开心、难过是正常的，但总想自杀、不能自控，就是病。烦躁，人人都会有，如很厉害，达到不能自控的程度，就是躁狂症。

症状持续时间

一般人碰到愤怒的事情或者经历特定的痛苦事件，轻的两周，重的半年，就释然了；一旦出现一两年还沉浸其中不能自拔的情况，这就应该考虑看医生。

可是现实生活中，有些人出现了严重的心理问题，仍然不去寻求专业人士的帮助。出现心理问题却不愿寻求专业帮助，是常见而有害健康的表现。不愿求助的原因包括：认为去见精神科医生或心理咨询师，就代表自己有精神心理疾病；认为病情严重才有必要就诊；认为寻求他人帮助，就意味着自己没有能力解决自己的问题；担心周围的人对自己的看法等。其实求助于专业人员既不等于有病，也不等于病情严重。相反，往往是心理比较健康的人更能够积极求助，他们更勇于面对问题、主动做出改变、对未来有更乐观的态度。积极求助本身就是一种能力，也是负责任、关爱自己、有智慧的表现。那么治好心理问题要多久呢？

　　心理问题的治疗时间要具体情况具体分析。精神专家表示，人们日常提到的"心理问题"一词有着多重的含义，它既包括平常极易出现的心理烦恼，也包括一些暂时性的心理问题。此外，心理障碍、心理变态和心理疾病也是"心理问题"的外延。因此对于治好心理问题要多久，任何人都无法给出准确答案，而需要具体问题具体分析。

普通的心理烦恼　　该类心理问题一般都有明显的社会心理刺激因素存在。对于这类心理问题，治疗效果较好，一般在一周以内缓解。可选择心理治疗，一般情况下不会使用药物，或者短期用药。

情绪引起的心理问题　　心理专家表示一般在半年以内缓解，治疗效果较好，但也有可能会遗留少许症状。可选择心理治疗，也可以配合药物治疗。

心理障碍　　这种情况一般需要心理医生的调节，因为心理障碍会部分影响患者的社会功能。该心理问题治疗效果尚可，部分损害有可能不可逆，但是程度较轻。对于这类神经症，药物治疗和心理治疗同样重要。

心理疾病　　对患者的社会功能影响很严重，对于这类患者，药物治疗是主要的，心理治疗和社会支持在康复期具有很好的效果，这种类型的心理问题一般叫精神类疾病。对于这类情况，治好心理问题要多久，心理专家表示，在社会干预下治疗效果尚可，损害基本上是不可逆的，需要长期治疗和社会监护。

心理变态

可能有中枢神经系统神经器质性的结构改变，与成长过程、外界因素虽然有一定关系但是并不密切。目前针对心理变态缺乏社会支持机制提供帮助，当事人也难以就医，所以治疗效果差。对于这类心理问题无法预测治疗周期。

第六章　两性健康

——了解对方　关爱自己

① 必须知道的性卫生知识和性保健知识

性卫生指的是性生理卫生和性心理卫生。性卫生和性健康是生殖健康的组成部分。性卫生涉及内容较多，主要包括性知识的具备、性生活的心理卫生、性器官的卫生、性生活与疾病等 4 个方面。

性知识的具备

应该对自身和异性的性解剖和性生理知识有所了解，要知道男性和女性生殖系统包括哪些器官？在什么部位？有什么功能？女性的月经，男性的勃起是怎么回事，知道男女性反应的基本特征，对手淫应采取的正确态度。明确知道男女结婚后应有性生活，性交可导致妊娠或生育，避免婚后长期不知过性生活引起不孕，或因妊娠而惊愕、不知所措的不良后果，还要了解避孕知识，以便选择适合的避孕方法，防止非意愿妊娠。

饮酒不利于健康，酗酒容易抑制大脑和神经功能，抑制生理性性反应，酒精的剂量越大，性兴奋越弱。酗酒还可造成维生素缺乏、肝脏损伤、性激素代谢障碍、卵巢萎缩，可引起月经不调、月经过少、闭经、不孕和性欲低下、性交疼痛和阴道痉挛等。吸烟可抑制卵巢功能，有研究显示长期吸烟的女性会提早进入绝经期。在妊娠期吸毒可能引起流产、早产、胎儿发育迟缓和畸形等。

性生活的心理卫生

性生活是人类生理的需要，是人体性功能的正常表现，性欲从儿童时期起贯穿于青年、中年和老年的整个生命过程，性生活是家庭生活的重要组成部分。所以说，性生活的心理卫生是非常重要的。性生活的心理卫生平时谈得很少，但实际上却更为重要，也更为困难。在夫妻性生活中，单方面不满意或双方满意程度下降及偶然出现的不满意是常有的事，不必大惊小怪。遵守夫妻性生活心理卫生原则，对保持夫妻和谐的性生活有十分重要的意义。

原则 1：性是人的权利和自然本性。无论男女，无论青年、中年、老年，有性的要求和性的行为都是人的正常生理、心理现象。科学发展至今，应该破除性神秘感、性不洁感、性罪恶感、性亵渎感、性卑下感等种种性抑制心理，要认识到性生活是人的权利，也是人之自然本性。性生活的幸福是家庭中夫妻关系的一个重要组成部分，不应为此感到内疚和羞耻。

原则 2：对性生活要有正确的认识和充分的理解。专家研究认为，95% 以上的性功能障碍是由心理因素造成的。一旦性生活失去和谐，或者一方出现障碍，切不可争吵、抱怨，甚至怀疑、侮辱对方，这样只能增加双方的心理负担，对解决问题毫无意义。只要夫妻间积极纠正，加上双方的主动配合，性生活很快就会得到恢复的。

原则3：破除性生活中的"男尊女卑"的不平等观念。女方和男方有同等的权利表达性欲、采取主动。女子有权，并能够支配自己的性行为。而且，女子的主动，在双方获得满意的性生活中颇有益处。

原则 4：必须正确认识男女在性反应中的生理差异和心理差异。遵循这些差异而不是违背这些自然差异去行事。一般情况下，男性性反应模式较为固定。女性性反应则变化多端，很不规律，在个体之间，在个体的不同时间、不同条件下性反应模式会有所变化：如体力好、情绪佳、性欲强时，出现 A 型反应曲线，即有完整的兴奋期、持续期、高潮期和消退期；如体力弱、情绪差，处于无性欲状态时，则出现 B 型反应，表现有性兴奋状态，但缺乏性高潮，甚至不出现性兴奋，以致负反应，如厌烦、反感或拒绝等。女性需要更多的爱抚和温情，不顾条件的追求女性性高潮，对着书本行事或过度刺激只能妨碍性高潮的出现，盲目追求女性性高潮往往导致双方性功能障碍。

原则 5：牢记爱情是婚姻的基础。在爱情的范畴中，友谊也包含在内，它综合了同情、理解、尊重和支持，夫妻幸福相处的这些条件完善，也是性生活和谐的基础条件。心理因素与性生活的和谐有密切关系，为此双方必须互敬互爱，平等相待，互相体贴，互相配合，只有这样才能保持双方都有性欲望与性冲动。

性器官的卫生

女性的阴道是性交的接纳器官，是月经排出的通道，又是胎儿娩出的道路，因此特别要注意卫生。由于女性外生殖器构造较为复杂，又因皱褶太多，更易藏垢纳污。另外阴道口靠近肛门，阴道容易污染，再加上阴道经常有分泌物流出，因此特别要注意外生殖器的清洁。平时要注意用温水擦洗，洗时注意大小阴唇和阴蒂附近的垢腻。月经期最好早晚各清洗一次。性交前要排空小便，清洗双手和外阴。女性性交后排尿，有益于减少膀胱刺激症状，尿液可冲洗尿道口，防止逆行感染。产褥期也要注意清洗，但不宜进行盆浴，以防上行感染。女性在日常生活中要注意外阴卫生，内衣、内裤经常清洗，要有专用的手巾、浴巾和盆，被褥要勤洗、勤换。还有，注意内裤不要过紧，以免压迫阴蒂引起盆腔充血和持续性紧张。

性生活与疾病

疾病与性生活密切相关，各种内、外科或其他系统疾病可引起性功能障碍，如性欲低下、性高潮障碍等。性生活亦可引起泌尿系统感染或使其他系统疾病加重，甚至死亡。性生活需要消耗大量体力，呼吸、心率加快，血压升高，肌紧张上升，新陈代谢加快，必然增加肺和心脏负担。动脉硬化、心肌供血不足、心绞痛发病期间，心脏代偿功能不全者禁止性生活。疾病稳定期，性生活前，宜用硝酸甘油预防心绞痛发作。有心肌梗死病史者，更应节制性生活以防性交致猝死。高血压者，应避免过度性生活，防止心肌梗死、脑出血及心衰。性传播疾病与性生活有密切关系，在急性期应积极治疗，节制性生活，必要时使用避孕套，以防止配偶间互相传染。

为了预防和减少疾病，女性要注意白带的性状，白带过多、色黄、有臭味，预示有生殖器官炎症；白带有血或性交出血，可能有阴道或宫颈赘生物；月经频发、血量过多或淋漓不净，要警惕子宫肌瘤或子宫内膜腺癌；下腹部包块往往是卵巢肿物的表现。已婚女性要定期做妇科普查，每1~2年检查一次，做宫颈刮片或穹窿涂片查脱落细胞，早期发现癌症。乳腺癌占女性全身各种肿瘤发病率的首位，女性应至少每年由医生检查一次乳房，如有硬结，要做活体组织检查，排除癌变。

② 对生殖健康常见的误区

生殖健康不仅关系女性自身的发展与进步，而且影响孩子和家人的健康，进而关系整个民族的素质和社会的稳定。因而在可持续发展已成为全人类共同呼声的今天，保护女性生殖健康已成为整个社会的共识。据调查，人们对有关的生殖健康问题模糊不清，在生殖健康方面有很多错误认识。

误区 1：生殖健康就是身体好

有很多人认为生殖健康就是身体好，就是生理上没有疾病或不适。这与真正意义上的生殖健康之间存在较大差距。生殖健康是指在生命各个阶段，生殖系统及其功能与生殖过程中的体质、精神和社会相适应的完好状态。生殖健康不仅包括体质，还包括精神状态和社会适应等因素，简单地把生殖健康认为是身体好或生理上没有疾病或不适是片面的。

误区 2：生殖健康与男性无关

大部分男性认为，生殖的主体是女性，男性只不过起配合作用，在生殖健康中处于可有可无的地位。而事实上，生殖是两性繁殖后代的过程，生育不仅需要女性，还必须有男性的参与。其联系的紧密性决定了男性在生殖健康中不仅不能缺少，而且责任重大。男性的参与在一定意义上决定着生殖健康的质量，没有男性参与的生殖健康是不完全的。男性在生殖健康领域所承担的重要角色及其自身的生殖健康需求决定了男性应分享与女性同等的权利和义务，应该在节育、生育方面承担更多的责任。在节育方面，可以推广男性避孕措施，如结扎、避孕套。男性结扎与女性结扎相比，更安全便捷，效果更为理想。避孕套除避孕外，在预防性传播疾病方面有着重要的作用。据有关部门统计，女性患性病导致妇科疾病及胎儿畸形，其中 86.7% 与男性患性病有关。在生育方面，男性可以协助女性做好孕期的保健，减少生殖道感染性疾病的蔓延等。男性应该在维护与促进生殖健康上承担更大的责任，生殖健康工作需要男性的积极参与。

误区 3：女性节育好

究竟是男性节育好还是女性节育好呢？我们的思想观念应有所转变，现在越来越多的男性认为自己的妻子不应受十月怀胎之苦，而且使用避孕套又觉得麻烦，用其他避孕方法也不满意，因心疼妻子不愿意让自己的妻子去遭节育的罪，就衍生了男性节育。对这样的男性说来，输精管切除手术是非常妥善的。不过，就像女性的绝育手术一样，一定不要以为这是可逆的，夫妻双方在采取行动之前，应当慎重考虑再三。男女任何一方绝育均可达到永久避孕的目的。但男女生殖器官构造不一样，输卵管和输精管所在部位不同，因此手术的难易也不同。男性生殖器官位于体外，输精管有一段就在阴囊的皮下，摸起来很像一根火柴棍，阴囊皮下脂肪薄，因此很容易找到。无论切断结扎，还是进行药物黏堵，操作起来容易，也没有损伤其他组织器官的顾虑。手术时间短，术后只要几天的休息即可，无需住院。所以男性绝育比女性绝育简便易行，痛苦小，应大力提倡。男性节育比较有优势，还跟我国的男性节育技术水平有密切关系。我国男性绝育技术处于世界领先地位。过去所称的男性绝育术实际就是指输精管结扎术，但是，男性绝育术并不是只有输精管结扎术这一种。除此之外，还有输精管黏堵术、栓堵术以及非堵塞性输精管滤过装置节育术。各类男性绝育术都有其利弊之处，可根据自己的具体情况选择。在生活中不管是男性节育还是女性节育，在术后都要好好地进行护理，在护理上多加注意的话，患者的健康才不会受到严重的威胁。

误区4：节育方法不讲究

近年来，大家对生育调节的方法掌握较多，但却存在选择应用对象、应用方法较为单一的问题。应用对象大多为女性，采用的方法大多为放置宫内节育器。调查发现，被调查者选择应用对象、应用方法的理由大多数为方便、简单、安全可靠。看重的是避孕效果，却忽略了是否有利于生殖健康这个因素。科学的方法是：不同的对象、不同的时期要选择不同的节育方法，只有这样，才能保证夫妻双方的生殖健康。从了解的情况看，有近65%的被调查者由于没有根据自身特点采用可行的方法避孕，导致了不良后果，影响了女性的身体健康。有一位患有葡萄胎的女性，由于不知道这种病只能采用避孕套等工具来避孕，却错误地坚持采用节育环避孕，发生了大出血，导致出血性休克。一位刚生孩子不久的随军家属，错误地选择了药物避孕，使性激素通过乳汁分泌进入孩子体内，严重影响了孩子健康。从这两个例子中可以看出，不同的对象、不同的时期，在节育方法的选择上是有学问、有讲究的，千万不可不加选择。比如，对于新婚夫妇，宜采用短期口服避孕药或避孕套，或两者交替使用。对已有子女的夫妇，首选宫内节育器，根据不同的状况可选择皮下埋植、长效避孕针，也可选择避孕套、短效口服药或安全期避孕。对围产期女性，可选用避孕套、外用药、短效口服药等方法避孕，不宜放置宫内节育器或皮下埋植剂避孕。对患有生殖系统炎症，特别是阴道炎的夫妇避孕，应采用避孕套。若患有某种全身性疾病应在医生指导下采用适当方法避孕。

生殖健康是衡量一个国家文明进步的表现。只有加强对广大育龄女性生殖健康知识的普及，走出生殖健康认识误区，才能提高人们对婚育、节育的科学认识水平，增强人们的自我保健能力，从而进一步增强优生优育的质量。

③ 难言之隐常见原因及处置方法

外阴瘙痒是女性的一种难言之隐。很多女性曾遭受外阴瘙痒的侵袭，但常常误以为是一时的卫生不洁或感染所致，羞于去医院检查治疗，多是去药店买药自行处理。其实，引起外阴瘙痒的相关疾病有很多种，用药也各不相同，自己采取的行为有时候不但对治疗阴部瘙痒没有起到任何作用，反而可能加重病情。

外阴瘙痒，是指任何原因引起的外阴皮肤与黏膜的剧烈痒感，是妇科疾病中较常见的一种症状。患者常企图通过搔抓及摩擦患处以减轻其不适感。瘙痒部位常在阴蒂、小阴唇和阴唇沟，严重者可扩展到大阴唇、整个阴道口、会阴部、肛门周围，甚至大腿内侧也可波及。因阴道缺乏有关瘙痒及疼痛的特异性神经末梢，痒感一般不累及阴道。从临床上看，生殖泌尿系统疾病引起的外阴瘙痒最为常见，如霉菌性阴道炎、滴虫性阴道炎、外阴皮炎湿疹等，均可引起不同程度的外阴瘙痒。另外，内分泌失调，如糖尿病、卵巢功能低下、营养不良、贫血、维生素缺乏等也会引起不同程度的外阴瘙痒。其中糖尿病引起的外阴瘙痒顽固，经久不愈，只有控制好糖尿病，外阴瘙痒才能缓解。因此，在治疗外阴瘙痒时要查明病因，首先要明确诊断，在医生的指导下进行治疗。

许多女性患外阴瘙痒症后，喜欢用热水熏烫，熏烫虽然能短瞬间止痒，但是外阴皮肤过度充血会产生神经末梢的兴奋，反而使瘙痒加重。其实，只要用温水清洁就可以了。在外阴瘙痒处置过程中应特别注意以下几个方面。

（1）忌用碱性溶液如肥皂水等冲洗阴道，应保持阴道的酸性环境，以利于正常菌群的生存。

（2）在治疗期间应当禁止房事，避免交叉感染。

（3）在局部治疗时，应将药物放入阴道后穹窿深处（多数病原体在该处生长繁殖），保证药效。

（4）平时要保持外阴部皮肤清洁干燥，内裤要宽松透气。

（5）用专门的盆和专门的毛巾，尽量控制抓挠止痒，养成良好的卫生习惯。

（6）如果是某些药物引起的过敏反应，应停止用药。

外阴瘙痒常见的外阴疾患是阴道炎，阴道炎治疗后容易复发，尤其是霉菌性阴道炎，如治疗不彻底，会反复发生，这一点需要特别强调。对那些爱游泳的女性也提个醒，若在没有沐浴设备的海水浴场游泳，最好在游完后用清水将外阴表面稍微冲洗一下，以避免刺激物停留在阴道的时间过长，增加不必要的烦恼。

4 常见的避孕措施及其优缺点

女用短效口服避孕药

每日服用的避孕药，其优点是避孕效果最满意，不良反应较小。有研究表明，口服避孕药有预防子宫内膜癌及卵巢癌的作用，但不增加乳腺癌的发病率。它的缺点主要是对心血管系统的影响，有增加心血管疾病、增高血脂、提高血栓发病率的可能性。另外，每日使用比较麻烦，容易漏服，造成避孕失败。

女用长效口服避孕药

这是人工合成的雌激素，每月服用 1 次，简单、方便，比较安全。缺点是容易引起血压升高，有发生隐性糖尿病的风险，服药年限一般不超过 5 年。该药针剂的效果和不良反应基本相同。

皮下埋植长效避孕药

在硅胶管内装入孕激素类药物，埋植于皮下，能连续缓慢地从胶囊中释放，起到长效避孕效果。优点是药量小，对哺乳无影响，药物不通过肝脏，血脂水平正常。缺点是有不规则阴道出血，月经减少，闭经；使用和停止使用均需做手术。

紧急避孕药

　　指的是没有采取任何避孕措施，发生了性行为或者采取了避孕措施但避孕措施失败后，为了避免怀孕而服用的一种避孕药。它是性交后使用的一种补救措施，一般在性交后 72 小时内服用有效，越早服用效果越好，但避孕成功率不足 90%，所以口服紧急避孕药后，还是有一定的怀孕可能性的。它的缺点是，由于其主要成分一般是大剂量的孕激素。女性服用以后会造成内分泌严重紊乱，月经周期有所改变，导致不能怀孕。临床上最常使用的紧急避孕药是左炔诺孕酮片，一般单次口服 1.5 毫克即可。服药之后如果又发生了没有防护的性行为，应当重新服用。一般每年服用次数不要超过 3 次。

外用避孕药

　　一种化学制剂，是放在阴道内进行避孕的药物。有很多种，常用的有孟苯醇醚，使用后 10 分钟再进行性生活。还有壬苯醇醚，可以杀死精子，用法都是大同小异。它的优点是使用方便，对人体及内分泌、月经周期都无不良影响。缺点是当阴道分泌物较少时，影响药膜的溶解，从而影响避孕效果，有些人在使用后会出现白带增多、阴道瘙痒、轻微的烧灼或疼痛感等症状。

阴道环

硅胶制成的圆环，内有孕激素持续释放，作用及不良反应与皮下埋植长效避孕药相同，需自己放置、取出，如此有可能增加阴道感染机会。

宫内节育器

是一种放置在子宫腔内的避孕装置，由于初期使用的装置多是环状的，通常叫节育环，又称宫内节育器，简称节育器。通常以不锈钢、塑料、硅橡胶等材料制成，不带药的节育器称惰性宫内节育器，如宫内节育器加上孕激素或铜，可提高避孕效果，称之为带药或活性宫内节育器，是我国普遍使用的节育器械种类之一。宫内节育器的种类很多，国内常用的有金属单环、麻花环、混合环、T形环等。优点是方便，作用持久，安全有效，但不良反应也很明显，如带环妊娠、月经量多、腹痛、节育器脱落或异位等。

绝育术

是指把女性的输卵管或男性的输精管切断并结扎或堵塞住，使卵子或精子不能通过，从而达到不育目的的手术，包括女性绝育术和男性绝育术，最常用的是女性输卵管结扎术、男性输精管结扎绝育术。它的优点是简便、安全、有效，缺点是如果希望再次妊娠，需手术复通才行。

是指利用工具防止精子进入阴道，或阻止进入阴道内的精子进入宫腔，或通过改变宫腔内环境，达到避孕目的的方法。常用的避孕工具有避孕套、子宫帽、宫内节育器等。它的优点是如果使用得当，避孕效果满意，还有预防性传播疾病的作用。缺点是会影响性生活的舒适度和性满意度。

是在排卵期内停止性生活的一种避孕方法。它的优点是可免除避孕药的不良反应及麻烦、器械和工具避孕法的不良反应以及对手术的顾虑等，缺点是失败率高。

⑤ 吃药后发现怀孕了怎么办

吃药后发现怀孕是不能大意的，特别是怀孕早期胚胎发育还不稳定，也是胚胎发育最关键的时期，有的药物对胎儿发育有影响，甚至会引起胎儿发育畸形。吃药后发现怀孕了怎么办，主要看以下三点。

（1）看吃了什么药，药对胚胎的影响等级是什么。孕期的药分为 A、B、C、D、X 五类，A 是最安全的，X 是最不安全的。相对来讲 A、B、C 类药都是可以用的，D 是慎用的，如果觉得吃了药，好处大于坏处也是可以吃的。如果吃的药是 A、B、

C 类，先不用担心，因为致畸效果没有那么明显。

（2）看什么时候吃的药。如果月经规律，大概可以推算出排卵期。如果对自己的同房日期记得非常清楚的话，就可以大概推算出受精的日期。受精卵形成日期之后的 14 天，期间有效应是全或无的，就是说如果这期间吃了药，药对受精卵产生了影响就会流产，若没有流产就说明没有影响。

（3）看吃的药剂量。如果长期一直在吃，剂量比较大，可能影响大一些；吃的剂量比较小，相对的影响就小一点。所以要具体情况具体分析。

如果对有些情况不确定，建议咨询医生后再做决定。

⑥ 人工流产方法的选择原则

意外怀孕以后，很多女性会选择人工流产。当胎儿脱离母体以后还没有生存能力，就用人工的方法把它从子宫里取出来，叫作人工流产。人工流产的方法有很多，主要根据怀孕的期限来决定其采用方法。

刮宫

只要提到人工流产，人们自然就会想到刮宫，因此，刮宫几乎成了人工流产的代名词。事实也是如此，刮宫是早期人工流产最常采用的方法。刮宫虽然不用开刀，但也是一种妇科手术，一定要在严密消毒的情况下进行。怀孕的时间愈久，胎儿也就愈大，这时就需要把子宫颈扩张到最大限度才能刮出胎儿，所以刮子宫也就更加困难了。同时怀孕时间愈长，子宫也会变得愈来愈软，手术时穿破子宫的机会自然也会增多。

药物流产

是指口服药物后使胚胎组织排出，达到终止妊娠的目的。药物流产的适应证是要求很严格的，目前主要用于终止 7 周（49 天）以内的宫内妊娠，但药物流产的不良反应很大，如不全流产，药流后感染，血液凝固不好等。如果用药后未见胎囊排出，还需要进一步清宫，这对子宫内膜的伤害性很大，而且容易引起各类妇科疾病。

引产

怀孕在 3 个月以上，如果因为健康等特殊原因不宜继续怀孕时，就要用另一种手术来把胎儿取出。可以剖腹后切开子宫取出胎儿，也可以由阴道内切开子宫颈或子宫峡部取出胎儿。由阴道内进行手术比较困难，只能在设备和技术条件比较好的医院内才能进行。但无论采取哪种方法，都需要经过开刀，因此不可避免地要损伤母体的正常组织，手术时及手术后也难免会产生一些痛苦，所以除非万不得已时，最好不做这种手术。

无痛人流真的无伤害吗

所谓无痛人流即无痛人工流产，是指为了解除患者的痛苦，将适量的麻醉药通过静脉注入患者体内，让其在手术操作时暂时处于无意识状态。由于是短效的静脉麻醉药，因此人流结束后患者能很快清醒，就像是睡了一觉一样。当患者醒来时，手术已经结束，患者基本无不适的感觉。术后休息3~5天，即可恢复正常工作和学习，如果有条件的话，最好是休息两周。

无论是无痛人流还是镇痛人流，都必需通过宫腔操作才能进行，所以表面上是一种无痛手术，但实际上对子宫还是一种伤害。子宫内膜对于女性来说至关重要，可以说是月经的基地，多次做人流会让子宫内膜变得越来越薄，降低女性的生育能力。另外，做人流过程中如果没有做到无菌操作或者手术后没有好好护理，可能会诱发感染，从而引起一系列的妇科疾病，甚至不孕症。做无痛人流时必须要让身体处于麻醉状态，子宫收缩不力时容易发生子宫穿孔，增加了手术意外风险。人流只能作为避孕失败后一种补救的办法，是节育手术中的下下策，绝不能因为手术无痛，拿人流手术当儿戏。

无痛人流后如何护理身体？

（1）保证充足的休息。无痛人流后至少在家里休养一个星期，避免做剧烈运动，也不能用力弯腰做重体力劳动，保证有充足的睡眠，避免熬夜。两个星期之内不能进行性生活，做好避孕措施。若是有生育需求的话需要6个月以后，等生殖器官恢复正常之后再备孕，这样才能达到优生优育的功效。另外，要注意观察阴道流血的情况，在正常情况下血量会越来越少，颜色刚开始呈现褐色，然后变淡，一个星期左右不会再流血。若是无痛人流一个星期之后流血量如同月经一般，而且肚子疼痛难忍，需要去医院做全面检查，有可能是流产不全或者感染所引起的。

（2）要补充足够的营养。流产后要调整好饮食结构，因为流产会对身体带来损伤，势必会流失血液，再加上身心受到了双重打击，让患者的身体变得很虚弱，导致身体贫血。这类人群要及时补充充足的营养，需要根据患者的年龄、体质、失血量以及身体的恢复情况来判断补充营养的持续时间以及量。

7 规律性爱让女人更健康、更年轻貌美

规律性爱在婚姻生活中有着至关重要的作用，身体的交流能促进夫妻间的感情，可以让双方的身体更健康，有规律的性生活可以让女性变得更漂亮。

（1）规律性爱可以提升免疫力。有研究表明，每周一两次性生活的规律性爱，可使人体自生的抗病毒入侵能力提高

30%，加固人体的免疫能力。

（2）规律性爱能降低乳腺癌发病率。人体中的催产素和脱氢表雄酮在高度兴奋时会充分释放，起到保护乳腺的作用。尤其对于那些从未怀孕的女性而言，高品质和规律的性爱能弥补其从未生育的不足。

（3）规律性爱可以让女人睡得更香。一次酣畅淋漓的性生活可以使全身得到放松，肌肉得到舒展。性生活中可以使人释放促进睡眠的内啡肽，所以很多夫妻在性生活过后都会很快感觉到困意，快速进入梦乡，并且睡眠质量比较好。

（4）规律性爱有助于减轻压力、保护头脑年轻。现在工作紧张，很多人希望减压，健身、打球都是现代人减压的选择，其实在人心情愉悦的时候进行性生活，对男女双方都是最有效地减少精神压力的途径。但是过度劳累，工作压力大，也会没有心情进行性生活，因为这也会消耗体力，所以没有精力的情况下不要勉强。根据日本的医学研究表明，适当的性生活有助于防止大脑老化和促进新陈代谢，推迟记忆力减退的速度。

（5）精液有助于清除阴道杂菌，让女性更健康。实验证明精液中有一种抗菌物质——精液胞浆素，它能杀灭葡萄球菌、链球菌、肺炎球菌等致病菌。虽然精液中有杀灭致病菌的成分，也不能就此认为生病不用上医院治疗，毕竟这种杀菌成分很少，不足以抵御身体已经受到的致病菌侵袭，误解为频频性交当抗生素使用。

（6）有助于男女双方寿命的延长。在俄罗斯车臣、外高加索地区，有很多长寿的人。一位90岁的男子与37岁的女子结婚，生下5个小孩，其中最小的孩子是父亲96岁时才出生的。有一位135岁的男性说他127岁才停止过性生活。有研究显示，这个地区人们的长寿秘诀与他们经常进行性生活有关。

（7）规律性爱可以增进夫妻感情。性高潮时释放的后叶催产素不仅能改善心情，还能让你感觉与伴侣更亲密，其对女性的作用尤为明显。其实不仅是性爱，抚摸或前戏也能促使后叶催产素大量释放。

（8）规律性爱可以减少皮肤病的发生，改善皮肤状态。皮肤血液循环不良会导致粉刺、暗疮等皮肤病。适度的性爱会加速血液循环，均衡新陈代谢，让皮肤光洁细嫩，并起到防治皮肤病的作用。国外某知名医院对欧洲及美国的 3500 人（年龄在 18~102 岁）进行 10 年追踪研究，发现人的外观 25% 来自遗传、75% 来自行为，而行为包括 3 个因素，即身体运动、心理活动和性爱。可以说有规律的性爱能使女性容貌更美。

⑧ 与男性有关的妇科疾病

性器官的损伤

女性性器官的损伤多与夫妻性生活有关，如外阴擦伤、阴道撕裂（尤其是阴道深处的破裂）、阴道穹窿损伤等。这些损伤多半发生在新婚蜜月、产褥期、哺乳期，或因生殖器官发育不良、性交粗暴、姿势不当以及老年女性阴道黏膜脆弱等情况下。性器官损伤的明显表现是性交之后有鲜血流出，并有疼痛。一旦发生性交损伤，切不可讳疾忌医，应及时检查治疗，以防后患。如有先天性生殖器官发育不良，应及时治疗。

外阴感染

夫妻性生活处理不当可诱发外阴感染，如外阴炎、前庭大腺炎、前庭大腺囊肿等。遗憾的是，有不少女性在不知不觉中患了滴虫或霉菌性阴道炎，除少数是由于性生活中的间接感染外，其主要感染途径则是由夫妻性生活直接传染的。无论是滴虫或霉菌均能悄悄地隐藏在丈夫的尿道里，它们在一般情况下并不骚扰丈夫使其发病，然而丈夫这样的健康携带者却为妻子的健康留下了隐患。当身体抵抗力低下或阴道酸碱度环境有变化时，它们便开始大量繁殖，结果发生了滴虫或霉菌性阴道炎。为彻底治疗这两种阴道炎症，必须是夫妻同时用药，治疗期间避免夫妻性生活，经化验检查夫妻体内确无病原体携带之后，再重复巩固治疗一个疗程。

性生活后的过敏反应

在夫妻性生活中，有的妻子房事后出现颜面潮红、鼻塞、全身及阴道瘙痒、声音嘶哑、喉头及声带水肿，乃至出现荨麻疹及阴道水肿、充血及全身不适的表现。这些症状有时持续2~3天，每次同房之后亦然，这是妻子对丈夫的精液发生了过敏反应，可在性交时戴上避孕套，以避免女方接触这些过敏原。如已发生过敏反应，可服用氯雷他定等药物治疗。

性病

性病是由性行为感染而引起的生殖器疾病，多发生在性交混乱的人群。如丈夫患有性病时，妻子往往难免受到感染。因此，夫妻除避免婚外性交接触之外，亦应避免彼此之间的感染。

其他

患有慢性子宫颈炎症的女性，如宫颈息肉、宫颈糜烂等，未愈之前受到性交刺激则不易痊愈，夫妻性生活可导致性交出血。妻子患有月经不调，或月经期间同房，不仅会使阴道流血增多，还能引起感染，发生盆腔炎，由于性冲动时子宫收缩，还可将子宫内膜碎片挤入盆腔，引起子宫内膜异位症。

⑨ 称避孕套为"安全套"不科学

近年来，国内流行将避孕套改称"安全套"，这是不科学的，让不少人误认为用了避孕套就可以非常安全。有人认为安全套和避孕套是一种东西，其实这是错误的想法。安全套不是避孕套，安全套除了避孕之外，更为重要的用途是有阻隔病毒的作用，通过国家认证的安全套品牌很少，知名两性品牌杜蕾斯已经认证过。只有通过国家资格证书的品牌才可以在外包装上打有"安全套"字样，其他声称安全套的产品基本都是避孕套。现在市场上大多数都是避孕套，它们主要的作用是防止男女之间怀孕。一般国家推行的安全套，它的作用能防止艾滋病、乙肝等性传播途径的疾病，而避孕套往往是达不到的。两种产品的价格也是悬殊比较大的。

传统避孕套一般是乳胶材质，乳胶分子之间的间隙大于病毒的直径，说"病毒能通过套套"似乎真的有道理。但这样想就太天真了！决定病毒能否通过某个孔径的最重要因素是液体的流动性，如果乳胶膜能够成功阻隔体液流动（不漏水），即便乳胶分子之间存在病毒直径数倍的孔径，病毒也是无法通过这层阻隔的。避孕套能不能阻隔病毒，关键是看乳胶膜是否完整，说白了就是看有没有撕裂、破损、针孔，佩戴是否正确，使用过程中有没有滑落等。

在产品合格、使用正确的情况下，避孕套同时有避孕和预防 HIV（获得性免疫缺陷综合征，也称艾滋病）等性传播疾病的作用。为了配合公共卫生防控性病、宣传安全性行为的需求，避孕套也越来越多被叫做安全套。虽然安全套并不能保证 100% 安全，但是坚持正确使用"套套"，依然是最有效、最普遍的性病预防措施。安全套的作用除了避免怀孕外，"套套"的另一重要作用是预防疾病传播，常见的有艾滋病、性病（淋病、梅毒等）和 HPV。

事实上，如果非夫妻或者男女朋友之间的比较陌生的两性交往，出发点除了避孕之外还要有足够的安全性，建议还是购买专业的安全套为宜，而夫妻或者是男女朋友对各自的身体健康方面有所了解，且出发点就是为了避孕需要，那么安全套、避孕套两者均可。